大西内科ハートクリニック 院長
大西勝也

高血圧治療に何か抜けていませんか？

探検する服薬アドヒアランス

先端医学社

高血圧治療に
何か抜けていませんか？

"Keep a watch…on the faults of the patients, which often make them lie about the taking of things prescribed. For through not taking disagreeable drinks, purgative or other, they sometimes die."

— *Hippocrates, "Decorum"*

「患者の落ち度を見逃してはならない．処方された薬の服用に関して，患者はしばしば嘘をつくからである．まずい飲み薬や下剤やらを飲まないために，彼らは死んでしまうことすらある．」

—ヒポクラテス「品位」より

はじめに

　日常臨床の現場で，血圧がなかなか安定しない患者さんに，時折遭遇します．プライマリーケア医の先生方と，お話をさせていただいていると，「血圧コントロール不良の患者さんに，どんな薬出してる？」と質問をよく受けます．「ガイドライン通り，順番に出してますよ」とお答えすると，「そうしているけど，下がらないよね．塩分の摂り過ぎかな？」と言われます．確かに，塩分を制限しないと血圧は下がらず，安定しません．しかし，塩分制限しなさいとだけ言われても，その人なりに塩分制限をされている場合には，これ以上できないと言われてしまうことがままあります．

　ある日のある患者さんとの会話です．

 最近，血圧は測ってくれていますか？

 先生に言われた通り，毎朝測っているよ．

 いいですね．では，血圧手帳をお見せいただけますか？

 血圧そんなに悪くないでしょ？

 でも，上の血圧が 150 mmHg ありますよ？

 そんなもんかな．あんまり血圧下がらないんだ．

塩分は控えてますか？

減塩醤油も使っているし，しゃぶしゃぶでこれ以上薄くしたら食べられないよ．毎日30分言われた通り歩いているしな．

そうですか．では，少しお薬を増やしましょうか？

これ以上，薬増やされたら，薬だけでお腹いっぱいになるわ．

わかりました．それでは，もう1ヵ月だけこのままで様子をみますね．塩分だけできる範囲で気をつけてもらって，お野菜とかフルーツとかカリウムの多い食事を増やして，体重を増やさないように注意してくださいね．

わかった．ところで，今日は夜の薬余ってるのでいらないから，抜いておいて．

わかりました．朝の薬だけ28日分お出ししますね．

　この会話で違和感をもたれたところがありますよね．この方は朝の血圧が高いのでアムロジピン5mgを夜服用していたのですが，その服用がきちんとされていなかったのです．高血圧治療というのは，患者さんが医師・看護師・薬剤師・栄養指導士の指示通り，食事・運動療法をおこない，**薬剤を指定された通り服用していただくことが前提**となっています．その前提が成り立たないと，われわれ医療従事者の治療設計，治療哲学が，正しいかどうかも評価できないわけです．
　本書では，高血圧治療のピットフォールである服薬指導を中心に，

よりよく効率的な高血圧治療を得られるように考えていきたいと思います．さらに，服薬指導は，高血圧治療に限らず，糖尿病治療など，あらゆるジャンルにわたり，共通の概念ですので，是非ともお役立てください．

大西内科ハートクリニック 院長

大西　勝也

大西　勝也（おおにし・かつや）
Katsuya Onishi, MD, PhD, FACC, FESC

1965 年 8 月 12 日生まれ	
1990 年 3 月	三重大学医学部卒業
1990 年 5 月	三重大学医学部附属病院研修
1990 年 10 月	済生会松阪総合病院勤務
1992 年 1 月	茅ヶ崎徳洲会病院勤務
1992 年 4 月	松阪中央総合病院勤務
1996 年 3 月	三重大学第一内科大学院卒業
1996 年 3 月	Wake Forest 大学循環器科留学
2001 年 10 月	三重大学医学部附属病院中央検査部　助手
2003 年 4 月	三重大学大学院　病態解明医学講座臨床検査医学　講師
2009 年 4 月	同　准教授
2009 年 7 月	大西内科ハートクリニック　院長
2010 年 3 月	三重大学大学院循環器腎臓内科　客員准教授　併任
	現在に至る

日本内科学学会専門医，日本循環器病学会専門医
FACC（Fellow of the American College of Cardiology）
FESC（Fellow of the European Society of Cardiology）

Contents

1 服薬アドヒアランス不良によって生じる諸問題

Ⅰ. 服薬アドヒアランスとは？ ……………………………… 10
Ⅱ. 服薬アドヒアランスと高血圧 …………………………… 14
Ⅲ. 服薬アドヒアランスと医療経済 ………………………… 19
Ⅳ. 服薬アドヒアランスに関係する因子 …………………… 20
Topics 1　高齢者の方が服薬アドヒアランスは低い？ …… 33

2 高血圧患者さんの服薬アドヒアランス向上について考える

Ⅰ. 服薬アドヒアランス不良は患者さんにとって負担である …… 38
Ⅱ. 服薬アドヒアランスをどのように評価するか？ ………… 43
Ⅲ.「飲み忘れる」と「飲まない」は違う …………………… 46
Ⅳ. 服薬アドヒアランスを低下させる因子に対するアプローチ …… 48
Topics 2　早朝家庭血圧の測定の方法 ……………………… 64

3 服薬アドヒアランス向上のための5つのポイント

Ⅰ. 服薬に対する理解を深める ……………………………… 68
Ⅱ. 服薬回数を減らす ………………………………………… 71
Ⅲ. 薬剤数を減らす …………………………………………… 72
Ⅳ. 分包化する ………………………………………………… 80
Ⅴ. 服薬剤数の減少が患者さんに与える心理的効果 ………… 82
Topics 3　ポリピル（polypill） …………………………… 84

4 服薬指導における各スタッフの役割

Ⅰ. かかりつけ医 ……………………………………………… 86
Ⅱ. 看護師 ……………………………………………………… 91
Ⅲ. 薬剤師 ……………………………………………………… 95
Ⅳ. 受付スタッフ ……………………………………………… 104
Ⅴ. 他職種との連携 …………………………………………… 105

5 患者さんに応じた多様なアプローチを考える

Ⅰ. 難治性高血圧の患者さん ……………………………………… 108

Ⅱ. 多剤併用の患者さん …………………………………………… 109

Ⅲ. 認知症の患者さん ……………………………………………… 109

Ⅳ. 一人暮らしの高齢患者さん …………………………………… 110

Ⅴ. 働き盛りの若年患者さん ……………………………………… 111

おわりに ……………………………………………………………… 112

文献 …………………………………………………………………… 113

Column　服薬アドヒアランス向上に成功したエピソード

1. 処方内容の整理が奏効した患者さん ……………………… 34
2. 過降圧を怖がる患者さん …………………………………… 36
3. 二交代勤務の患者さん ……………………………………… 63
4. 薬剤ごとの服薬率が異なる患者さん ……………………… 66
5. 服薬の必要性を理解していない患者さん ………………… 106

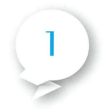

服薬アドヒアランス不良によって生じる諸問題

"Drugs don't work in patients who don't take them."

— C. Everett Koop

「薬剤は，服用しない患者の体では効果を発揮しない．」

— C.エヴェレット・クープ

1 服薬アドヒアランス不良によって生じる諸問題

I．服薬アドヒアランスとは？

　心血管病は，日本人において最も重要な問題の1つです．最も大きく寄与する要因が高血圧です．たとえ高血圧を患ったとしても，血圧が降圧目標値内にコントロールされていると，脳梗塞は34%，虚血性心疾患は21%減少すると言われています[1)～4)]．降圧目標値まで血圧を管理することが重要であることは，みなさん周知のことと思いますが，外来で患者さんを診ていると，なかなかうまくコントロールできない患者さんが少なからずいます．そのような患者さんについて，友人の開業医と話していると，「血圧のコントロールが難しい『難治性高血圧』って結構いるよね」という話になります．

　「難治性高血圧」には，定義があります[1)]．**降圧利尿薬を含む3剤以上の降圧薬を服用しているのにもかかわらず，血圧が降圧目標値まで達しない高血圧，あるいは降圧目標値に達するのに4剤以上の降圧薬が必要な高血圧**と定義されています．では，難治性高血圧の原因は何でしょうか？　原発性アルドステロン症などホルモン異常，動脈硬化に基づく腎動脈狭窄症による高血圧，腎性高血圧などがあげられます

（表❶）[5]．また，睡眠時無呼吸症候群も重要な原因の1つです．それらの鑑別をする前に確認しておかなければいけないことが3つあります．1つには，白衣高血圧ではないかということです．そのためには，早朝家庭血圧を患者さんにしっかり測っていただくことが重要です．また，プロスタグランジンの抑制により血管を収縮させるだけではなく，ACE阻害薬やARBの効果を減弱させる消炎鎮痛薬（NSAIDs）が乱用されていないか，確認することも重要です．そして，最も重要なことは，先生方がガイドラインに基づいて，熟考されて処方されている降圧薬を，患者さんがきちんと指示通り服薬しているかを確認することです．米国高血圧学会の，難治性高血圧の診断方法のアルゴリズムにも，まずその3点を確認しましょうと記載されています（図❶）[5]．

表❶　難治性高血圧の原因

1. 内服コンプライアンスが悪い（約40%）
2. 食生活（塩分，アルコールの取りすぎetc.）
3. 血圧効果を邪魔するような薬剤の使用（NSAIDs etc.）
4. 白衣高血圧
5. 偽性高血圧（カフが小さすぎる，前腕動脈の石灰化etc.）
6. 不十分なあるいは不適当な降圧薬の投与
7. 肥満（メタボリック症候群，睡眠時無呼吸症候群etc.）
8. 二次性高血圧（腎動脈狭窄，原発性アルドステロン症etc.）

（Calhoun DA *et al*, 2008[5]より引用）

　患者さんがきちんと服薬してくれないことを**「服薬コンプライアンス」**が悪いと今までは言ってきましたが，最近では**「服薬アドヒアランス」**が悪いという言葉に代わってきています．ここで，服薬コンプライアンスと服薬アドヒアランスの違いについて考えてみましょう（図❷）．

　コンプライアンス（compliance）という意味合いは，医療従事者の指示に患者さんがどの程度従うかということです[6]．服薬コンプライア

```
難治性高血圧の確認
    ↓
内服状況の確認，白衣高血圧の確認
    ↓
ライフスタイルの確認
    ↓
血圧を上昇させる薬剤の減量あるいは中止
    ↓
二次性高血圧のスクリーニング
```

図❶　難治性高血圧の診断手順
（Calhoun DA *et al*, 2008[5]）より引用）

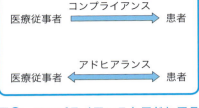

図❷　コンプライアンスとアドヒアランス

ンスは，患者さんが処方通りの服薬をおこなう割合ということになりますが，最近はあまり用いられなくなってきています．その理由は，言葉のニュアンスが患者さんだけの責任といった意味合いが強いからです．きちんと薬を飲まない患者さんに対し，「私は飲んで下さいって言っているのに，飲んでいないあなたが悪いのですよ」と責任を患者さんに背負わせる言葉です．

　最近では，アドヒアランス（adherence）という言葉が主流となってきています[7)8)]．アドヒアランスという意味合いは，**患者さんが積極的に，能動的に，医療従事者と共同的に治療方針の決定に参加し，その決定に従って治療を受けること**です．つまり，患者さんが自分に寄り添った医療従事者とともに，行動変容を起こすことです．服薬アドヒアランスは，薬を飲んでいない患者さんは悪いけど，飲むように患者さんに働きかけない，努力しない**医療従事者の方々も悪いですよ**，という相互責任の言葉となっています．服薬アドヒアランスを上げるように，患者さんご本人だけではなく，その患者さんに携わる医療従事者もチームとなって服薬アドヒアランスを改善する努力が必要です（**図❸**）．患者さんに積極的に治療に参加していただく必要がありますが，それだけではなく，患者さんが治療を受けやすい環境，服薬に関

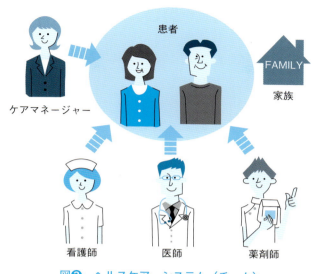

図❸　ヘルスケア・システム（チーム）

して言えば，服薬しやすい環境を作ることが重要です．

　また，近年**コンコーダンス（concordance）**という言葉を耳にするようになりました[9]．コンコーダンスは，**病気について十分な知識を持った患者さんが治療計画に積極的，自発的に参加し，医療従事者と患者さんの双方が合意した治療を共同作業としておこなう過程**を意味します．すなわち，コンコーダンスは，患者さんが治療方針も含めて治療に積極的に参加することで，患者さんと医師のコミュニケーションが重要な鍵となります．高血圧治療であれば，高血圧を放置した時のリスクと治療をおこなった時のベネフィット，今後の治療計画，薬剤に対する副作用などを十分に説明するだけではなく，患者さんがそれらの説明を理解しているかを確認することまで含まれます．コンコーダンスを推し進めることは理想ですが，実臨床では残念ながら，医療従事者の理解と患者さんの理解が乖離することが多いのが現状で

す．何度も高血圧の話をしているのに，全然理解してくれない患者さんもいます．医師は降圧目標値を達成したいという気持ちが一番なのですが，患者さんは薬を飲みたくない，薬の副作用が怖いと思う気持ちが強いからかもしれません．

　本書では，医師の指示通り服薬していただくにはどうしたらいいかという観点から，**服薬アドヒアランスの改善**に焦点を絞って言及していきたいと思います．服薬アドヒアランスを改善することが，コンコーダンスに基づいた医療の始まりとなるからです．

II．服薬アドヒアランスと高血圧

　服薬アドヒアランスが低下すると，高血圧の管理が難しくなるのは，想像にたやすいでしょう．前述したように，服薬アドヒアランスは難治性高血圧の重要な原因の1つとしてあげられています[5)10)]．では，実際服薬アドヒアランスが不良な高血圧患者さんにおいて，心血管事故は増えるのかを考えていきましょう．

　服薬アドヒアランスと高血圧や心血管病との関係を調べた研究では，服薬率というものが計算されています．

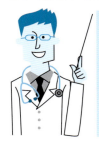

服薬率（％）＝
（患者が服用した錠数／医師が処方した錠数）×100

　服薬率が80％未満の患者さんを，ノン・アドヒアランス（non-adherence）と言う場合が多いです．欧米の研究では，服薬アドヒアランス

が良好な高血圧患者さんの割合は43～88％であると言われています[8)10)～12)]．別の研究では，服薬開始1年以内に16～50％の患者さんが服薬を中断しているという報告があります[13)]．その研究では，服薬をやめなかった患者さんたちにおいても，服薬期間が長くなるにつれ，飲み忘れが増える，すなわち服薬アドヒアランスが低下することも示唆されています．65歳以下の高血圧，糖尿病，脂質異常症，心不全を有する137,000人の患者さんにおいて，服薬アドヒアランスが悪い患者さんでは，医療費や入院率が高いと報告されています[14)]．

今度は，高血圧患者さんの服薬アドヒアランスと心血管事故についてみてみましょう．服薬アドヒアランスがよい患者さんにおいては，血圧コントロールが良好で，高血圧の併存症が少ないと言われています[15)]．400人の高血圧の外来患者さんを対象に，服薬アドヒアランスを改善するような介入試験をおこなったところ，5年後には血圧コントロールが良好となり，高血圧関連心血管死亡が53.2％減少したと報告されています[16)]．

韓国では2003～2004年に，新規に降圧薬を処方された33,728人の高血圧患者さんを，服薬アドヒアランスの，良好群（80％以上），中等度群（50～80％），不良群（50％未満）の3群に分けて，心血管事故について調べています．不良群では，良好群にくらべ，虚血性心疾患，脳出血，脳梗塞による死亡が有意に高いことが示されています（図❹）[17)]．

また，高血圧患者さんの重要な合併症に心不全があります．心不全患者さんの約90％に高血圧が併存しています（図❺）[18)]．そのため，心不全患者さんにおいては，降圧薬を服用している場合が多く，さらに降圧薬であるACE阻害薬やARBあるいはβ遮断薬は同時に心不全治療のエース的存在ですので，それらの薬剤の服薬率と心不全患者さんの予後についても気になります．心血管病を有する1,978,919人に対する

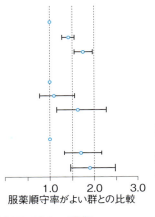

図❹ 服薬順守率と循環器死亡との関係

服薬順守率良好群（服薬順守率80%≧），中等度群（80＜，50≧），不良群（50＜）で比較すると，総死亡，虚血性心疾患による死亡，脳梗塞による死亡とも服薬順守率不良の群では有意に多い．

（Kim S *et al*, 2016[17]より作図）

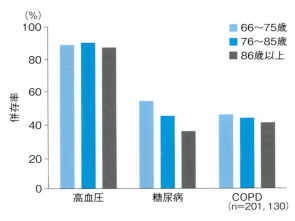

図❺ 心不全患者における年齢別併存症の割合

心不全患者の併存症をみると，65歳以上であればどの年代においても，高血圧が最も多い．

（Ahluwalia SC *et al*, 2011[18]より引用）

メタ解析では，約60％の患者さんでは服薬アドヒアランスは良好でした（図❻）[19]．降圧薬の服用にかぎってみてみると，服薬アドヒアランスがよい群では，悪い群とくらべて19％心血管事故が低く（図❼）[19]，総死亡も29％低いことが示されました（図❽）[19]．つまり，降圧薬の服薬アドヒアランスが良好であれば，心血管病の発症は1年間に

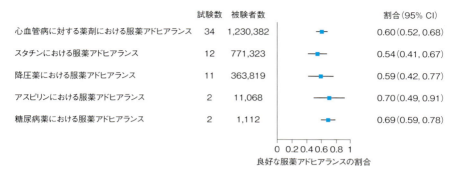

図❻ 心血管病に対する薬剤における服薬アドヒアランスの割合
降圧薬の服薬アドヒアランスは59%程度で，アスピリンの70%や糖尿病薬の69%より少ない傾向にあった．

(Chowdhury R et al, 2013[19]より引用)

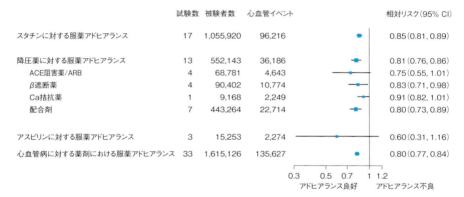

図❼ 心血管病に対する薬剤における服薬アドヒアランスと心血管病との関係
降圧薬の服薬アドヒアランスが良好な患者は，心血管イベントが有意に少ない．

(Chowdhury R et al, 2013[19]より引用)

100,000人あたり12人減少するということになります．この傾向は，ACE阻害薬やARB，あるいはβ遮断薬のような心不全治療薬だけではなく，Ca拮抗薬でも同様の結果が得られています．7,600人がエントリーされ，心不全治療薬としても用いられるARBのカンデサルタンの効果を調べたCHARM研究においても，80%以上の服薬アドヒアランス

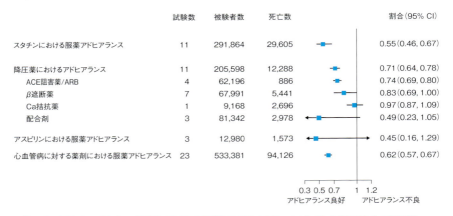

図❽ 心血管病に対する薬剤における服薬アドヒアランスと心血管死亡との関係
降圧薬の服薬アドヒアランスが良好な患者は，心血管死亡が有意に少ない．
(Chowdhury R et al, 2013[19]より引用)

がある患者さんにおいて，死亡率が低いことが示されています[20]．虚血性心疾患を対象とした Heart and Soul 研究でも，服薬アドヒアランスの悪い患者さんは，よい患者さんにくらべ約 2 倍心血管事故が多いと報告されています[21]．

　このように，高血圧に対する服薬アドヒアランスが改善すると，心血管事故だけではなく総死亡率も減ることが証明されています．これは，高血圧の治療がよくなっているだけではありません．服薬アドヒアランスが改善するということは，単に薬剤効果がきちんと出るというだけでなく，**患者さん自身の姿勢の変化や行動変容**も起こります．これを，healthy adhere 効果と言います[6]．服薬アドヒアランスが改善すると，治療効果が改善し，患者さんは健康な生活を送ることができます．このように，服薬アドヒアランスが健康な生活をおくっているかどうかのサロゲートマーカーになるわけです．患者さんが健康な生活を送り始めると，治療に対して前向きになり，医師の処方を理解して，さらにきちんと服薬してくれるようになります．このように好循

環が生まれるわけです．スタチンの服薬アドヒアランスを調べた研究では，スタチンをきちんと服用している患者さんは，スタチンにより期待されている疾患の発症率の減少だけではなく，スタチンと直接関係のない疾患の発症率を下げ，さらには交通事故や職場での事故の発生率も下げることが報告されています[22]．

このように服薬アドヒアランスを改善することで，健康な生活を送るための好循環が生じるわけです．患者さんにきちんと降圧薬を飲んでいただく，服薬アドヒアランスを改善するということは，単に血圧を下げる効果だけではなく，**患者さんが健康な生活を送り続けるためのチケットを渡すこと**になるわけです．

Ⅲ．服薬アドヒアランスと医療経済

服薬アドヒアランスと医療経済について考えてみましょう．世界保健機関（WHO）では，慢性疾患における服薬率は約50％であると報告されています[8]．心血管病に対する服薬率は50〜80％と言われています．服薬アドヒアランスの低下は患者さんだけの問題ではありません．医療経済においても大きな影を落としています．医療機関から処方された薬剤を，飲み忘れたり，飲み残したりして余ってしまった薬を残薬と言いますが，現在，日本でどれくらいの残薬があると思いますか？　日本薬剤師会の調査では，在宅の75歳以上の高齢者にかぎっても，合計で**500億円近い残薬**があると試算されています（表❷）[23]．厚生労働省のアンケート調査によると，「医薬品が余ったことがある」と答えた患者さんは半数以上います．また，約9割の薬局が，「残薬確認をすると，残薬のある患者さんがいる」と答えています．きちんと服薬してくれていたら，新たな心血管事故が減少するという事実を考えると，残薬のお金がもったいないだけではなく，心血管病を起こし

表❷　潜在的な飲み忘れ等の年間薬剤費の粗推計

推計　約475億円　（在宅訪問患者さんに関する調査報告をベースにした試算）

項　目		出典
①75歳以上患者の月間薬剤費（薬局）	73,879,289千円	H18年社会医療診療行為別調査
②75歳以上患者の月間薬剤費（病院・入院外・院内処方）	41,252,048千円	H18年社会医療診療行為別調査
③飲み忘れの可能性あるが訪問していない患者の割合（薬局）	14.7%	患者調査
④飲み忘れの可能性あるが訪問していない患者の割合（病院）	7.3%	患者調査
⑤③の薬剤費［＝①×③］	10,860,255千円	―
⑥④の薬剤費［＝②×④］	3,011,400千円	―
⑦飲み忘れ等の薬剤費の占める割合（薬局）	32.1%	患者調査
⑧飲み忘れ等の薬剤費の占める割合（病院）	15.6%	患者調査
⑨飲み残し薬剤費［＝（⑤×⑦＋⑥×⑧）×12ヵ月］	47,471,044千円	※年間薬剤費の粗推計値

年間　推計約475億円分の薬剤が飲み忘れられて，タンスにしまわれていたり，捨てられたりしている．

（日本薬剤師会，2008[23)]より引用）

た時の治療費も含めて，医療経済の大きな損失になります．その点を踏まえて，厚生労働省も診療報酬改定に伴い，薬局での残薬確認を推奨しています．

Ⅳ．服薬アドヒアランスに関係する因子

　服薬アドヒアランスにはどのような因子が関係しているのでしょうか？　実は，服薬アドヒアランスの問題は，そうシンプルではありません．医師，看護師，薬剤師，介護士，ケアマネージャーのみなさん

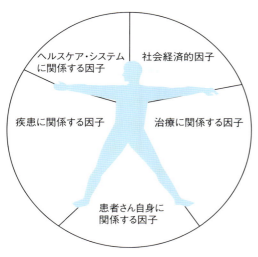

服薬アドヒアランスには社会経済的因子，治療に関係する因子，患者自身に関係する因子，疾患に関係する因子，ヘルスケア・システムに関係する因子が関係する．

図❾ 服薬アドヒアランスに関与する5つの因子
(World Health Organization, 2003[8]／Burkhart PV et al, 2003[24]より引用)

が苦労している理由はそこにあります．服薬アドヒアランスが低下する理由として，複数の因子が関連しているという事実をまず理解する必要があります．

WHOは，服薬アドヒアランスが低下する因子を1) **社会経済的因子**，2) **ヘルスケア・システムに関係する因子**，3) **疾患に関係する因子**，4) **治療に関係する因子**，5) **患者さん自身に関係する因子**の5つに分類しています（図❾）[8)24)]．この5つの因子は，降圧薬はもちろん，すべての薬剤に対する服薬アドヒアランスの低下に関係します．これらの因子が1つの患者さんもいれば，複数持っている患者さんもいます．それぞれの因子について順番に考えていきましょう．

1) 社会経済的因子

患者さんを取り巻く社会的あるいは経済的状況は，服薬アドヒアラ

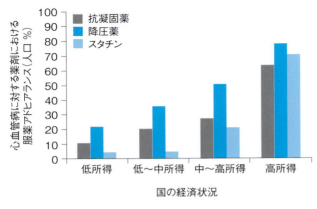

抗凝固薬（■），降圧薬（■），スタチン（■）の服薬アドヒアランス．国の経済状況が悪いほど，服薬アドヒアランスは低下する．降圧薬は，症状のある高血圧患者もいるため，抗血小板薬やスタチンより服薬アドヒアランスは良好であるが，先進国でも服薬アドヒアランスは80％程度である．つまり，20％は飲み忘れられている．

図⓾　国の経済状況と服薬アドヒアランス

（Kolandaivelu K et al, 2014[25]）より引用）

ンスに影響を及ぼすことが報告されています．実臨床においては，実はこれが一番解決しなくてはいけない問題ですが，しかし解決しにくい問題かもしれません．服薬アドヒアランスを低下させる社会経済的状況としてWHOが提唱している事例を具体的にあげると，まず貧困な社会が挙げられます（図⓾）[25]）．患者さんご自身あるいは家族の収入が少ない場合，住所が一定ではない場合に服薬アドヒアランスは低下します．降圧薬の薬代を含む医療費が高い場合や，通院時の交通費が高い場合は，さらに服薬アドヒアランスは低下します．服薬アドヒアランスを上げるためには，患者さんの経済的側面も考慮していかなくてはいけません．医療従事者の説明が理解できないくらい教育レベルが低い場合も，服薬アドヒアランスは低下します．医療機関への距離も重要です．その距離が長いほど服薬アドヒアランスは低下すると言われています．患者さんを取り巻く社会的環境も重要な因子です．引っ越しをしたとか，職場が変わったとか，家族関係が崩壊したとか，単身赴任になったとかの理由でも，服薬アドヒアランスは低下します．社会的なサポートも重要です．家族のサポートがとりわけ重要

ですが，家族がいない患者さんにおいては，周りの誰が支えるかということも1つの鍵となります．

2）ヘルスケア・システムに関係する因子

　患者さんと医療従事者との関係が良好であると，服薬アドヒアランスは改善します．医療従事者個人の努力だけではなく，医療チームとしての取り組みも重要です．ヘルスケア・システムは，病院，診療所，家庭，保健センター，介護老人保健施設，特別養護老人ホーム，サービス付き高齢者住宅，小規模多機能施設，グループホーム，高齢者コミュニティーなど，患者さんを取り巻く施設に勤務する，医師，看護師，薬剤師，ケアマネージャーを含むチームの患者サポートを意味しますが，ヘルスケア・システムがうまく稼働できない原因はいろいろあります（図❸）．

　まず，大きな問題は**人手不足**です．人手不足で1人の患者さんに費やす時間が短くならざるを得ないのが現状です．さらに，医療従事者に対する動機付けが少ないため，必然的に1人の患者さんと向き合う時間は制限されます．本来なら，時間がないのを補うために，医療チームが効率的に患者さんをサポートする長期にわたる医療計画を立てなければいけないのですが，逆に人手や時間がないため，服薬アドヒアランスを改善する綿密な医療計画が立てられていないことが実情です．

　ヘルスケア・サポートというと，介護を受けている患者さんを想像しがちですが，外来通院中の患者さんにも本来なら適応されるべきなのです．外来に普通に歩いてくる，介護の必要のない患者さんを想定していただくと，確かに外来でしっかりと医療チームによる服薬アドヒアランスのサポートをしているかというと疑問が残ると思います．むしろ，今のところ介護の必要のない患者さんの方が，長期的計画を立ててもらっていないかもしれません．

さらに，**医療従事者側の高血圧や降圧薬に対する知識が少ないこと**も問題になります．医師，看護師，薬剤師，ケアマネージャー，ヘルパーがそれぞれある程度の知識を共有していなければ，患者さんからの質問に答えを返すことができません．服薬アドヒアランスを改善するためには，疾患や薬剤に対する理解は当然必要ですが，どうしてその薬を飲まなければいけないか，その処方にはどのような意図があるのかについて，ヘルスケア・システムを担うメンバーが共通の認識を持つ必要があります．糖尿病患者さんで降圧薬を服用している患者さんが早朝家庭血圧 120/70 mmHg であったとき，「低すぎない？」と薬剤師に言われ，患者さんが服薬をやめてしまったと，怒っている医師がいました．「夜の降圧薬がうまく飲めない」と患者さんが言っていると医師に報告したら，いちいち忙しいのに電話をしてくるなと怒られたとしょんぼりしている薬剤師もいました．このような状況では，患者さんの服薬アドヒアランスは改善しません．**ヘルスケア・システムを担う医療従事者が服薬アドヒアランスの重要性について認識し，システムとして稼働させることが重要です．**

　しかし，ヘルスケア・システムがうまく稼働できない最も大きな原因は別のところにあります．それは，医療従事者の服薬アドヒアランスへの注意および理解の少なさと，服薬アドヒアランスを改善するために知っておかなければいけない知識の欠如です．繰り返しになりますが，「薬を飲まない困った患者さんがいる」と患者さん側に責任を無意識に押し付けている医療従事者がまだまだたくさんいます．「処方はきちんとしているから，飲むか飲まないかは患者さんの選択だ」という乱暴な医師もいます．そうした姿勢で高血圧患者さんの管理をするのは，望ましくないことです．

3）疾患に関係する因子

　基礎疾患によって，服薬アドヒアランスも影響を受けるといわれて

います（表❸）[8]．うつ病，不安神経症のような神経学的あるいは**精神科的疾患**が併存する患者さんに，ノン・アドヒアランスが多いと言われています．欧米の統計では，うつ病患者における服薬アドヒアランスは20〜40％と，極端に低いことが報告されています．今後さらに増加する認知症，あるいは記憶障害を有する患者さんも問題です．このような方々は，飲み忘れだけではなく，飲み過ぎという問題も指摘されています．精神疾患の有無だけではなく，罹患期間やその程度も重要な因子です．

アルコールを摂取する患者さんも，服薬アドヒアランスは低下します．飲酒習慣は，アルコールにより塩分の取り過ぎの感覚が薄れることもあり，塩分の過剰摂取になりやすいです．飲酒習慣は血圧上昇の原因となります．さらに，大量の飲酒は，舌根の脱力を生じ，睡眠時無呼吸症候群をきたすことにより，さらに血圧を上昇させるリスクがあります．しかし，日本酒換算で1日1合程度の飲酒であれば，逆に生命予後を改善するという報告もあります．アルコールを摂取する患者さんの降圧薬に関しては，飲み忘れが問題となります．さらに，飲まなければいけないのは知っているが，夜間飲酒後に過降圧を恐れて，降圧薬を飲まないという選択をする患者さんもいます．アルコール摂取後は確かに数時間持続する血圧低下を引き起こしますが，長期に飲酒を続けると血圧は逆に上昇します．したがって，降圧薬の服薬アドヒアランスはとくに重要になります．アルコール依存症と

表❸ 服薬アドヒアランスに影響を及ぼすおもな疾患

1. 精神疾患（うつ病，不安神経症など）
2. 神経疾患（アルツハイマー型認知症など）
3. アルコール依存症
4. 視覚障害
5. 聴覚障害
6. 運動障害（関節リウマチなど，とくに指の障害）
7. 疾患特性
    a）治療効果が出にくい
    b）症状が軽い
    c）進行速度が緩徐

（World Health Organization, 2003[8] より引用）

なると，極端に服薬アドヒアランスは低下します．

精神疾患だけではなく，**視覚障害や運動障害**のある患者さんにもノン・アドヒアランスが多いといわれています．患者さんの視覚障害の有無を，医師は外来中把握しづらいです．高血圧に伴う眼底の変化を定期的に評価している医師であれば評価

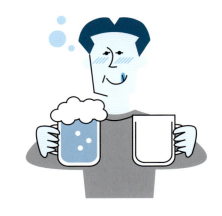

できるのですが，そうでない場合，高血圧診療ではあまり視力の話をしないので，視覚的に薬の鑑別ができているかどうか，わかっていない医療従事者は多いと思います．聴覚障害も，薬の説明の理解力が低下する分，服薬アドヒアランスは低下します．関節リウマチのような運動障害のある患者さんにおいては，薬をシートから出すとき誤って落としてしまうケースも見られます．指先の動きがスムーズかチェックすることも大切です．

また，疾患の特性も服薬アドヒアランスに大きな影響を及ぼします．一般的な疾患においては，**薬剤がその疾患に対してどれだけ効果があるか，あるいは実感できるか**という治療の有効性が重要な因子です．降圧薬で言うと，血圧がきちんと下がるかが重要で，血圧降下作用が少ない降圧薬を，降圧の目的だけで処方されていると患者さんが認識していると，服薬アドヒアランスは低下します．また，その疾患による症状の程度が弱ければ，服薬アドヒアランスは低下します．頭痛や肩こりなどの症状がある高血圧患者さんより，**無症候性の高血圧患者さんの方が，服薬アドヒアランスは低下しやすい**傾向にあります．疾患の進行のスピードが緩やかであると，服薬アドヒアランスは低下します．高血圧は，ゆっくりと進むので，症状がないと，患者さんの心には常に「本当に飲まなければいけないの？」「一生飲まなけれ

ばいけないの？」と不安がよぎります．

　また，たくさんの疾患を併存している患者さんにおいても，服薬アドヒアランスは低下します．高血圧や糖尿病が危険因子となる心筋梗塞を発症した糖尿病合併高血圧患者さんが循環器外来に来た場合，2種類の抗血小板薬，スタチン，糖尿病の薬が2種類，降圧薬が2種類，胃の薬，睡眠導入薬と8～10個の錠剤を投与される場合も少なくありません．これらの薬をきちんと服薬するのは大変で，実際併存疾患が多いほど，そして服薬剤数が多いほど服薬アドヒアランスは低下します．

4) 治療に関係する因子

　治療に関係する因子は，医師や看護師や薬剤師が，服薬アドヒアランスの改善を考えたときに，まず最初に手を付けやすいポイントです．では，どのような薬剤が服薬アドヒアランスを低下させるのでしょうか？

　一番大きい因子は，**副作用**です（表❹）[1]．とくに，日本人においてはその傾向が強いと思います．米国人に処方の説明をすると「この薬は効くのか？」と尋ねられますが，日本人には「副作用はないですか？」と尋ねられることが多い気がします．副作用に敏感な患者さんは，服薬を極端に嫌がります．十分降圧薬の必要性を説明しても，不服顔で薬をもっていく患者さんは，全く手を付けないノン・アクセプタンスになりえます．また，副作用を一度経験してしまうと，それがトラウマのようになり服薬アドヒアランスは極端に低下します．降圧薬に関していえば，ACE阻害薬による咳や，Ca拮抗薬による歯茎の腫れ，降圧薬一般によるふらつき・めまいなどの副作用を経験された患者さんにおいては，服薬アドヒアランスの低下が認められます．さらに，降圧利尿薬で尿量が増える方も，降圧利尿薬の服薬アドヒアランスは下がります．

表❹ 降圧薬の副作用リスト

副作用	原因	原因, 出現に関連する因子など	対策
動悸, ほてり, 頻脈	Ca 拮抗薬(主としてジヒドロピリジン系)	血管拡張作用が強力で作用時間が短く, 作用発現が急速だと生じやすい	減量, 相互作用チェック, より作用時間が長く, 作用発現が緩徐な Ca 拮抗薬あるいは Ca 拮抗薬以外の薬剤に変更
局所性浮腫(主として足首, 足背, 下腿, まれにまぶたや手指)	Ca 拮抗薬(主としてジヒドロピリジン系)	用量依存性があるとされる	減量, 他の Ca 拮抗薬あるいは Ca 拮抗薬以外の薬剤に変更, 利尿薬は無効, ACE 阻害薬または ARB 併用
歯肉増殖	Ca 拮抗薬(主としてジヒドロピリジン系)	シクロスポリンの併用は危険因子のひとつ	減量, 他の Ca 拮抗薬あるいは Ca 拮抗薬以外の薬剤に変更, 相互作用チェック(フェニトイン, シクロスポリン), 口腔衛生指導
便秘	Ca 拮抗薬(主として非ジヒドロピリジン系)	不明	他の Ca 拮抗薬あるいは Ca 拮抗薬以外に変更
伝導障害, 心不全悪化	Ca 拮抗薬(主として非ジヒドロピリジン系)	β遮断薬の併用時	ジヒドロピリジン系 Ca 拮抗薬あるいは Ca 拮抗薬以外への変更
尿酸の上昇	サイアザイド系利尿薬(類似薬も含む)	用量依存であるが低用量でも出現, アルコール摂取過多, 肥満患者, 腎機能低下患者	減量あるいは中止, ロサルタン併用, プリン体を多く含む食品の摂取制限, 体重減少
低カリウム血症	サイアザイド系利尿薬(類似薬も含む)	用量依存, 食塩摂取量	減量, カリウム保持性利尿薬の併用, RA 系阻害薬の併用, 食塩制限, カリウム補給, 二次性高血圧の除外等
低ナトリウム血症	サイアザイド系利尿薬(類似薬も含む)	小柄な高齢の女性に多い, 比較的投与開始後早期に出現, 初期は消化器症状を呈することもあり	利尿薬の中止, 併用薬(カルバマゼピン等中枢性作動薬)チェックと可能であれば中止, 薬剤性 SIADH の可能性あり
低マグネシウム血症	サイアザイド系利尿薬(類似薬も含む)	用量依存, アルコール摂取過多が誘因となることがあるとされる	低カリウム血症と共存する場合, 適切に是正されないと低カリウムの是正も困難になる
血清クレアチニン上昇, eGFR 低下	サイアザイド系利尿薬(類似薬も含む)	糸球体内圧の低下によるもので必ずしも腎機能低下を意味しない	経過観察
光線過敏症	サイアザイド系利尿薬(類似薬も含む)	不明	利尿薬以外の薬剤への変更, 頻度は製造販売後調査では 0.3%, SLE 様の皮膚症状を呈し, 抗体陽性例もある. 投与中止後の残存もあり, 利尿薬以外の薬剤でも出現する可能性あり
糖代謝異常	サイアザイド系利尿薬(類似薬も含む), β遮断薬, 特にその併用時	用量依存(利尿薬), β遮断薬とサイアザイド系利尿薬の併用時, 2型糖尿病高リスク患者	利尿薬減量, RA 系阻害薬併用, β遮断薬をカルベジロールに変更, β遮断薬とサイアザイド系利尿薬の併用を中止, もともと血糖値が高値であった患者や肥満患者の場合, 薬剤のみで血糖値が上昇したとはいえない
脂質代謝異常	サイアザイド系利尿薬(類似薬も含む), β遮断薬, 特にその併用時	用量依存(利尿薬), β遮断薬とサイアザイド系利尿薬の併用時	β遮断薬をカルベジロールに変更, β遮断薬とサイアザイド系利尿薬の併用を中止, 利尿薬減量
空咳	ACE 阻害薬	日本人では欧米人よりも多い	ARB への変更, 他の ACE 阻害薬への変更, 就寝前投与等
血管浮腫	ACE 阻害薬(ARB, レニン阻害薬でも頻度は低いが可能性あり)	日本人では欧米人よりも少ない, DPP-4 阻害薬併用で頻度増加の可能性あり	他の RA 系阻害薬への変更, DPP-4 阻害薬を他の糖尿病治療薬に変更
腎機能低下	ACE 阻害薬, ARB, レニン阻害薬, アルドステロン拮抗薬	腎機能低下患者, 腎動脈狭窄患者, 心不全患者, NSAIDs 使用, RA 系阻害薬同士の併用	十分な経過観察, 高カリウム血症の監視, 腎動脈狭窄の評価, 場合によっては RA 系阻害薬中止, RA 系阻害薬同士の併用中止
高カリウム血症	ACE 阻害薬, ARB, レニン阻害薬, アルドステロン拮抗薬	腎機能低下患者, 腎動脈狭窄患者, 高齢者, NSAIDs 使用患者, カリウム保持作用のある利尿薬使用時などに RA 系阻害薬がさらに使用された場合, RA 系阻害薬同士の併用	RA 系阻害薬あるいはカリウム保持性利尿薬の減量あるいは中止, 併用中止, NSAIDs のアセトアミノフェンへの変更等
女性化乳房	アルドステロン拮抗薬	スピロノラクトンでの頻度が多いがメチルドパなど他剤でも報告あり	スピロノラクトンは用量を減量, エプレレノンへの変更, 他剤への変更

(JSH2014[1])より改変引用)

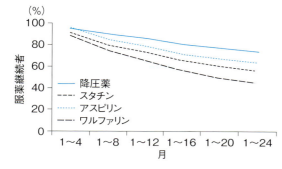

脳梗塞患者に対する2次予防として降圧薬が処方された場合，服薬開始からの時間が経てば経つほど，服薬アドヒアランスは低下する．

図⓫　脳梗塞の2次予防に対する服薬率の推移

（Glader EL *et al*, 2010[26]）より引用）

　つぎに，**即効性のない薬剤，効果の実感がない薬剤**も服薬アドヒアランスの低下が著しいです．心血管病を生じた高リスクの患者さんにおける2次予防薬剤で，2年後にどれだけ服薬が継続されているかを調べた研究では，家庭血圧計で毎日実感できる降圧薬で約75％，効果の実感がわかないアスピリンで約65％，スタチンで約60％，ワルファリンで約40％という結果が出ています（図⓫）[26]．また，過去にその薬剤を使いあまり効かなかったという記憶も，服薬アドヒアランスに影響します．たとえば，ACE阻害薬を処方したけれど，数日服用してもあまり血圧が下がらなかった場合，再度投与しても服薬アドヒアランスは低下します．「ACE阻害薬の治療効果に即効性はないが，6～8週間後をピークに下がってくるだけではなく，血管や心臓や腎臓を守るため重要である」といった十分な説明を事前にすることが必要です．

　社会経済的因子とも関連しますが，薬剤費が高いというのも，服薬アドヒアランスの低下につながります．高齢者においては，いくつかのクリニックや病院を掛け持ちで受診されている患者さんも多く，医療費の負担が大きい方もいます．高価でも，当然必要な薬剤はありますので，医療従事者の工夫が必要なところでもあります．

　吸入薬も服薬アドヒアランスが低下します．経口と吸入のような投

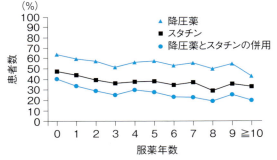

図⓬ 服薬年数と服薬アドヒアランス
降圧薬(▲),スタチン(■),降圧薬とスタチンの併用(●)の,服薬アドヒアランスと服薬年数との関係.服薬年数が長くなると,服薬アドヒアランスは低下する傾向にある.
(Benner JS et al, 2009[27]より引用)

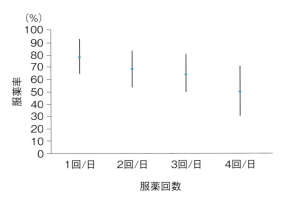

図⓭ 服薬回数と服薬アドヒアランス
服薬回数が増えれば増えるほど,服薬アドヒアランスは低下する.
(Osterberg L et al, 2005[28]より引用)

与経路が異なる薬剤の併用になると,さらに服薬アドヒアランスは低下します.高血圧患者さんでCOPD(慢性閉塞性肺疾患)を併存している方が多く,吸入薬が必要な場合も多いので,ここでも医療従事者の工夫が必要です.

治療期間が長くなると徐々に服薬アドヒアランスは低下していきます(図⓬)[27].最初65%程度であった服薬アドヒアランスも服薬年数が10年を超えてくると,50%以下に低下しています.とくに,自覚症状のない疾患に対するスタチンのような薬剤においては服薬アドヒアランスの低下がみられます.

薬剤自体ではなく,処方内容についても,考える必要があります.

処方内容が複雑な場合も服薬アドヒアランスは低下します．たとえば，朝昼夕食後の薬と朝昼夕食前の薬を併用すると，飲み忘れは多くなります（図❸）[28]．処方する側も，薬の最大効果を出すことだけを目的としてはうまくいかない場合があるということも考慮に入れる必要があります．また，治療内容を頻繁に変更されると，いちいち確認されない患者さんも多いので混乱し，結果として服薬アドヒアランスは低下します．医師が少しでもよくしようとしていることがかえって患者さんを混乱させ，服薬アドヒアランスが低下することもあるのです．ヘルスケア・システムにも関係しますが，服薬に対する医療サポートが充実していると，服薬アドヒアランスは改善します．繰り返しになりますが，医療従事者が，どの患者さんに対してもチームとしてサポートする姿勢が望まれます．

5）患者さん自身に関係する因子

服薬アドヒアランスが低下する患者さんの問題としてどのようなことが考えられるでしょうか？　この問題を考える前に，服薬アドヒアランスがよい状態とはどのような状態か考えてみましょう．一番重要なことは，患者さんが自分の疾患を放置しておくとどうなるか，どのような重症度なのかをしっかりと理解していること，医師から推奨された薬剤の有効性を信じていることです．逆に言うと，それができない人が，ノン・アドヒアランスの危険性が高い患者さんということになります．

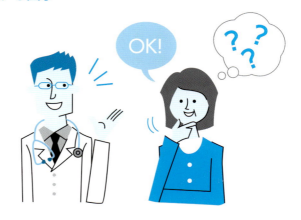

服薬アドヒアランスの観点から，**服薬状況が悪い患者さんをノン・アドヒアランス（non-adherence）**と言いましたが，そのなかで，治療を受けるのが嫌で，**薬を飲まない患者さんを，ノン・アクセプタンス（non-acceptance）**と言います[8]．

　ノン・アドヒアランスの患者さんの問題について具体的に考えていきましょう．患者さんが，疾患や治療に対する知識を持っていない，医療従事者からの説明が理解できないということが大きな問題です．「病気のことはわからないので，先生が出してくれる薬をとにかく飲むわ」という患者さんは注意が必要です．ノン・アクセプタンスになる可能性が高くなります．服薬アドヒアランスを考えるうえで，現在薬をきちんと服薬できるかどうかということも重要ですが，その治療をずっと指示通り継続してくれるかという長期的視野にも立たなくてはいけません．高血圧の意味を理解せず，単に血圧が上がっているだけと思っている患者さんは多く，降圧薬の服用によって血圧が安定しているのに，**血圧はもう下がったから薬は飲まなくていいと考える**患者さんも少なくありません．基本的に，みんな薬は飲みたくないのです．患者さんは，自分の都合のよい事実だけを選択する傾向にあります．高血圧治療の目的は，血圧の数値を下げることではなく，血圧が高いことによって起こる脳・心血管病を予防することです．根底にその理解がないと高血圧治療は継続できません．「血圧が上がると脳出血を起こすかもしれないから怖い」という患者さんは，ある意味その理解ができているわけです．

Topics 1

高齢者の方が服薬アドヒアランスは低い？

　高齢者と若年者，いずれの服薬アドヒアランスが悪いと思いますか？　「高齢者では認知症が多いから，若い方にくらべて服薬アドヒアランスが悪い患者さんが多いのではないか」と考える方が多いと思います．しかし，心不全患者の服薬アドヒアランスを検討したメタ解析では，意外にも年齢だけの因子では，若い方にくらべて服薬アドヒアランスは低下しないという結果となっています（図⑭）[29]．では，なぜそのような結果となるのでしょうか？　1つの原因として，服薬を開始した若い患者さんで，服薬アドヒアランスが低下していることが指摘されています．降圧薬治療を開始すると，若い患者さんによく聞かれる質問は，「この薬一生飲まないといけませんか？」ではないでしょうか？　高齢者は，「病院に来るのが仕事だから」といって，定期的に通院していただける患者さんや，家族や介護施設の方が定期的にお連れしてくれるケースが多いです．そうでない患者さんも多少間隔が空いても来てくれる方が多いです．若い患者さんは，定期的にきっちり通院される患者さんと，忙しいからと言って，数週間薬が切れて来院される患者さんとに分かれるような気がします．年齢だけの因子ではくくれないのでしょう．新規高血圧患者さんのなかで，心血管事故が多いのは，年齢とは関係なく，服薬アドヒアランスが悪い患者さんであるということを覚えておく必要があります．

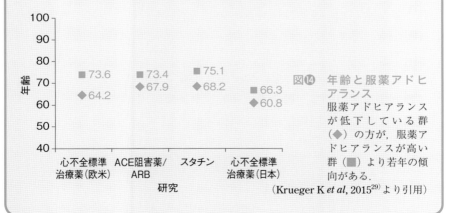

図⑭　年齢と服薬アドヒアランス
服薬アドヒアランスが低下している群（◆）の方が，服薬アドヒアランスが高い群（■）より若年の傾向がある．

（Krueger K et al, 2015[29]より引用）

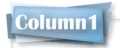

服薬アドヒアランス向上に成功したエピソード
処方内容の整理が奏効した患者さん

 82歳男性が,「血圧が高くて,施設でお風呂に入れてもらえない」ということで,当院に血圧コントロール目的で来院されました.基礎疾患として,COPD,逆流性食道炎,不眠症,便秘症,動悸に対して,他院で加療されていました.来院時血圧は160/70 mmHg,脈拍84回/分でした.採血をおこない,1週間早朝家庭血圧をつけ,残薬を持ってきて,1週間後に来院するようお願いしました.

 早朝家庭血圧の平均は160/70 mmHg,脈拍84回/分でした.採血では,軽度貧血,軽度腎機能障害を認めましたが,その他問題なく,残薬を見ると,写真のような特徴を認めました.残薬を見るとき,睡眠薬に注目します.毎日飲まれる患者さんが多く,本来なら何日分残薬があるか決め手となる場合が多いです.この方の場合も,睡眠薬が11日分,便秘薬も10日分と少なかったため,本来なら11日分残薬と考えられます.最近,花粉症に対して処方された抗ヒスタミン薬は12日分残っているだけでした.しかし,逆流性食道炎に対するプロトンポンプ阻害薬は28日分,気管支拡張薬は22日分,去痰薬は30日分,抗不整脈薬は40日分,長時間作用型抗コリン薬の吸入薬は50日分残っていました.服薬のしやすさなど,お話を伺いました.問題点は下記のようです.

①吸入はやり方がわからないので,うまくできない.
②胃が悪くないので,胃の薬はあまり飲まない.
③動悸がないので,動悸の薬もいらない.
④昼間の薬は飲み忘れる.

 そこで,最近症状がないようなので,プロトンポンプ阻害薬,抗ヒ

スタミン薬の処方を中止しました．快便のため，漢方を中止しました．去痰薬を朝1回タイプに変更しました．降圧薬として，朝1回タイプのARBの中心用量を処方しましたが降圧不十分なため，ARBの中心用量とCa拮抗薬の中心用量との配合剤を処方し，早朝家庭血圧は130/70 mmHgと安定しました．

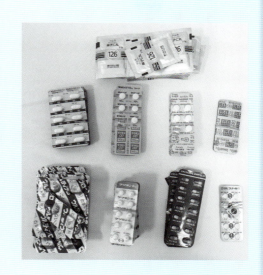

　吸入指導を丁寧におこない，長時間作用型抗コリン薬の吸入薬を長時間作用型β2刺激薬との配合剤に変更しました．咳，痰のコントロールが良好となったため，気管支拡張薬と，去痰薬を中止しました．気管支拡張薬服用後，脈拍も下がったため，抗不整脈薬も中止しました．最終的に，1）ARBとCa拮抗薬の配合剤朝1錠，2）便秘薬眠前2錠，3）睡眠導入薬眠前1錠，4）吸入薬朝服用と減らしました．また，朝の服薬と吸入は，家族が仕事に行く前に，食前でも構わないので，患者さんに家族の前で飲んで，吸入していただくよう指導しました．以後，血圧コントロール良好，COPDコントロール良好となり，入浴も毎回していただけるようになりました．

Column2

服薬アドヒアランス向上に成功したエピソード
過降圧を怖がる患者さん

　68歳女性，他院で降圧薬を飲んでいるが早朝家庭血圧の日間変動が強いと，当院に来院されました．120〜160/60〜76 mmHg の間で日によって大きな変動を認めました．1) ARB 中心用量　1錠朝，2) Ca 拮抗薬中心用量の2倍量　1錠夕，3) α遮断薬中心用量　1錠夕を服薬されていました．残薬を確認すると，図のように夕方の薬の残薬が多いのに気が付きました．理由をゆっくりと確認すると，「夕食後に血圧を測ると110/70 mmHg と低すぎるので，寝ているときに下がり過ぎるのではないかと思い，怖いから血圧が 140/90 mmHg 以上の時しか飲まない．」とのことでした．問題点は下記のようです．

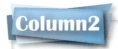

朝　　　5日分余り
夕方　16日分余り

・夜の過降圧が怖くて，夕の薬を飲まない．

　まず，ふらつかないのであれば夜間の 110/70 mmHg というのは怖がるような数値ではなくて，心臓や血管に対して優しい血圧値であるという説明をおこない，過降圧に対する不安を取り除きます．それでも，夕方の薬は服薬アドヒアランスが低下するのではないかと考え，朝の服薬だけで済むように服薬を整えることにしました．まず，朝のARB を降圧利尿薬との配合剤に変更し，α遮断薬を中止し，Ca 拮抗薬の2倍量を中心用量に減量しました．血圧は安定し，4週間後の早朝家庭血圧の変動は 115〜130/65〜70 mmHg と安定し，日間変動は夕の薬の服薬アドヒアランスの低下の影響と考えました．さらに，降圧薬を全部朝にして，sick day の時に抜きやすいことと，コスト面を考慮して，ARB と Ca 拮抗薬の配合剤と降圧利尿薬の2剤に変更したところ，120〜135/65〜75 mmHg と多少早朝家庭血圧の上昇を認めましたが，その8週間後にはさらに血圧は安定しました．

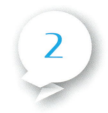

高血圧患者さんの服薬アドヒアランス向上について考える

"Un bon médecin est celui qui a des remèdes spécifiques, ou s'il en manque, qui permet à ceux qui les ont de guérir son malade."
— Jean de La Bruyère

「よき医者とは，特効のある薬と治療法を有している者を言う．それがない場合には，持っている医者に自分の患者を依頼する者を言う．」
— ジャン・ド・ラ・ブリュイエール

2 高血圧患者さんの服薬アドヒアランス向上について考える

　この章では，高血圧患者さんに対する服薬アドヒアランス向上について考えていきたいと思います．

Ⅰ．服薬アドヒアランス不良は患者さんにとって負担である

　高血圧患者さんの服薬アドヒアランスが悪いと，患者さんにとって，よいことは1つもありません．身体的，肉体的に負担になります．高血圧により，心血管病が増加し，きちんと降圧することで心血管病の発症が抑制されます（図⑮，⑯）[30)31)]．「薬を飲まないのだから，薬剤費・医療費は安くなるんじゃないの？」と，思われるかもしれませんが，そうではありません．医師は患者さんが処方している薬を服用していることを前提として処方します（図⑰）[32)]．そうすると，薬が効いていないのだから，もう少し薬を強化しようと考えます．服薬アドヒアランスが低下しているために，降圧薬の錠数が増えることもありうるわけです．しかも薬を飲んだり飲まなかったりすると，血圧のコントロールも不良となり，下がりすぎたり，急に上がったりすること

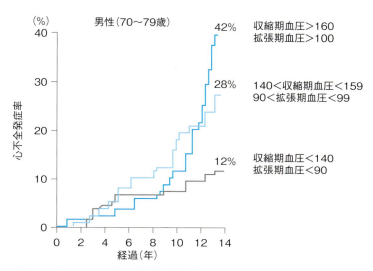

図⑮ 年齢ごとの年間の心不全発症率（Framingham Heart Study）
心不全の好発年齢の70～79歳においては，正常な血圧の患者でも14年後には12％，軽～中等度高血圧であれば28％，高度高血圧であれば42％心不全は発症する．

（Levy D et al, 1996[30]）より引用）

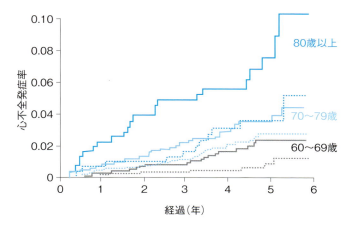

図⑯ 高齢者の高血圧患者における心不全の発症率
年齢が上がれば心不全の新規発症は増加する．降圧をしっかりとおこなうと，心不全の新規発症は減少する．実線：非降圧群，点線：降圧群．

（Kostis JB et al, 1997[31]）より引用）

2．高血圧患者さんの服薬アドヒアランス向上について考える

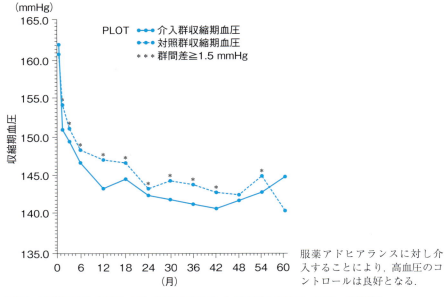

図⓱　服薬アドヒアランスに対する介入による高血圧のコントロール状況
（Pladevall M *et al*, 2010[32]）より引用）

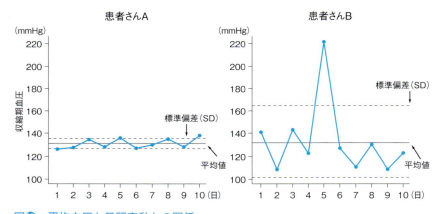

図⓲　平均血圧と日間変動との関係
同じ平均血圧でも，日間変動が少ない患者（A）と多い患者（B）がいる．

があります．血圧の日間変動が激しくなるかもしれません．早朝家庭血圧の平均血圧が同等でも，日間変動が激しいと心血管事故が増える

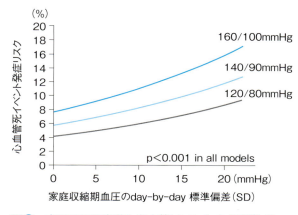

家庭血圧の値にかかわらず，日間変動が大きいと，心血管イベントリスクが高くなる．

図⓳　血圧の日間変動と心血管イベントとの関係（Finn-Home研究）

（Johansson JK et al, 2012[33]）より引用）

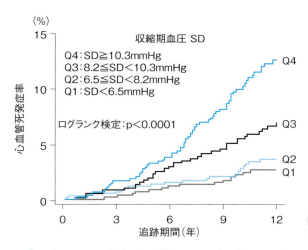

家庭血圧の日間変動が大きいと心血管死リスクが高くなる．

図⓴　血圧の日間変動と心血管死との関係（大迫研究）

（Kikuya M et al, 2008[34]）より引用）

といわれています（図⓲～⓴）[33)34)]．日間変動は末梢血管抵抗の収縮に起因していると言われていますが，服薬アドヒアランスの低下もその大きな一因となります（図㉑）[35)]．服薬アドヒアランスが悪いと，心血管事故が増加し，心血管病による入院や死亡が増加します．心不全患

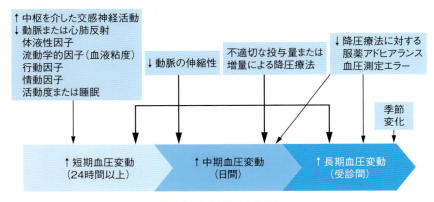

図㉑　血圧変動の原因

(Parati G et al, 2013[35]）より改変引用）

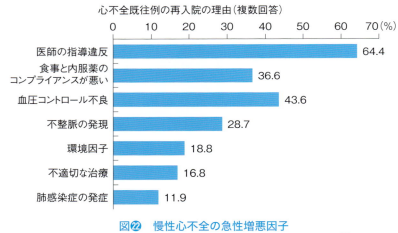

図㉒　慢性心不全の急性増悪因子

(Ghali JK et al, 1988[36]）より引用）

者さんにおいても，入院の理由の37％は医師の指示通り服薬していないことにあると指摘されています（図㉒）[36]．高血圧に対する治療費だけではなく，ひとたび高血圧による合併症である心血管事故を起こしてしまえば，その2次予防として更なる治療費も払う必要があります．このように考えると肉体的にはもちろん経済的にも，服薬アドヒ

アランス低下は患者さんにダメージを与えます．

II．服薬アドヒアランスをどのように評価するか？

　降圧薬の服薬アドヒアランスの評価方法について考えてみましょう．
　服薬アドヒアランスの評価方法には，ゴールド・スタンダードが残念ながらありません．大きく分けて，直接法と間接法があります．
　直接法としては，薬剤の血中濃度を測るという方法があります．服用している薬剤が，有効血中濃度に達しているかどうかみる方法です．このやり方は，処方した薬剤をきちんと服用していないと有効血中濃度に達しないので正確ですが，実臨床では煩雑であること，またすべての薬剤，とくに半減期の短い薬剤の血中濃度を測定できないこと，コストがかかり過ぎること，時間がかかることなどの問題点があります．降圧薬で，実際この方法を臨床上使用することは難しいでしょう．
　間接法としては，客観的評価方法と主観的評価方法に大別されます[8]．

1）客観的評価方法
a）薬剤カウント（ピルカウント）
　受診時に飲み忘れた薬を患者さんに全部持参してもらい，残薬の数を確認する方法です．この方法は，簡便で，クリニックにおいても看護師がチェックできるため，当クリニックではこの方法を採用しています．ただし，薬剤をきちんと全部持ってきてくれることが前提です．家で，間違えて捨ててしまっていたり，どこかにしまい忘れていたらあてになりません．とくに，医療従事者と患者さんとの信頼関係がうまくいっていない時には，さらに不正確さが増します．

b）投薬事象監視システム（medication event monitoring system：MEMS）

　モニター機器により薬剤の箱が開封された日時を記録する方法で，病院では用いられている施設もありますが，日常臨床，とくに外来患者さんのフォローにはまだ問題が山積しています．

c）薬局の処方記録

　医師が処方した内容と，疑義照会して薬局で処方された内容と照らし合わせて，どれくらい飲み忘れがあるか確認する方法ですが，受け取った薬を必ずしも全部飲んでいないといった問題や，複数の薬局を利用している場合把握しにくいといった問題があります．

2）主観的評価方法

a）自己申告

　患者さん本人や家族からの報告で評価する方法で，コストがかからないため比較的用いやすい方法ですが，服薬アドヒアランスの程度を過大評価しやすいという大きな欠点があります．

b）質問票

　さまざまな質問票が開発されていますが（表❺，❻）[37]〜[40]，患者さんが必ずしも正しく答えてくれるわけではないのが問題です．また，高血圧に関しては科学的に検証された優れたものは提唱されていません．ただ，服薬順守という問題だけではなく，本来の服薬アドヒアランスという観点からは，どのように治療を理解しているかなど医療者とのコミュニケーションがとれる点では，評価できると思います．「服薬における医療従事者との協働性」「服薬に関する知識情報の入手と利用における積極性」「服薬順守度」「服薬の納得度および生活との調和度」からなる服薬アドヒアランス尺度などが，わが国では提唱されています．

　ただし，いずれの方法も完全ではなく，いくつかの方法を組みあわせるなりして医療従事者側の創意工夫が必要です．

表❺ 服薬コンプライアンス尺度

服薬コンプライアンス項目
①薬は指示されたとおりに服用している ②自分だけの判断で薬を飲むのをやめてしまう ③つい受診間隔が空いてしまい，何日間か薬を飲まない日ができる ④薬を飲み忘れる

質問番号	質問項目
Ⅰ．服薬に対する期待	
19	薬がなければ自分は元気でいられない
22	薬を飲みたいと思う
45	今の薬は当分の間，減らさずに服用していたい
7	薬を飲んでいれば自分の病気は良くなるはずだと思う
29	薬を服用していることで，病状が落ちついていると思う
15	薬を飲み忘れると不安になる
51	薬が減ると不安になる
32	自分の病気には薬が必要だと思う
41	病気をよくするためには薬を飲むことが何よりも大切だと思う
38	薬が効いているかどうかわかる
Ⅱ．服薬に対する拒否感	
9	薬を止めたいと思う
11	薬を飲むことについて不安になる
44	薬を減らしてもらいたいと思う
35	薬が変わると不安に思う
31	薬について知りたいことがある場合でも，医師や薬剤師にはたずねにくい
3	薬の副作用が気になる
2	家族や友人から薬は飲まない方がいいと言われる
43	薬以外の治療で良くなりたいと思っている
34	薬を飲まないに越したことはないと思っている
25	薬について医師や薬剤師にたずねても，十分に説明してもらえないと思う
Ⅲ．薬物知識の獲得	
48	薬について気になった時には，医師や薬剤師にたずねる
4	自分が服用している薬のことについて，医師や薬剤師にたずねる
46	薬の副作用について医師や薬剤師にたずねる
5	薬を飲み忘れたときの対処法を知っている
28	薬の飲み合わせについて医師や薬剤師にたずねる
30	自分の服用している薬が何の薬かを知っている

（平塚祥子ほか，2000[39]より引用）

表❻ 服薬アドヒアランス尺度

服薬における医療従事者との協働性
2）薬について，医師などの医療従事者と，自分の思いや目標を共有できている
3）薬について，医師などの医療従事者と，自分の今までの治療経過を共有できている
1）薬について，医師などの医療従事者に，自分の質問を気兼ねなくしている

服薬に関する知識・情報の入手と利用における積極性
8）自分の薬に必要な情報を探したり，利用したりしている
7）薬を継続するための対処をとっている（日常生活での工夫など）
5）薬の副作用・アレルギー症状，いつもと違う症状について報告している
6）自分の使用している薬やその必要性について知っている
4）自分の使用している薬についてわからないことを尋ねている

服薬順守度
12）この3週間，薬を1日の指示された個数・回数通りに使用している
13）この3週間，薬を指示された時間通りに使用している
14）薬を自分だけの判断でやめることはない

服薬の納得度および生活との調和度
9）薬の必要性について納得している
10）薬の使用は食事，歯磨きのように自分の生活習慣の一部になっている
11）薬に対する声かけをしてもらうなど，家族や周囲の人の助けを得ることに抵抗がない

（上野治香ほか，2014[40]）より引用）

Ⅲ．「飲み忘れる」と「飲まない」は違う

　服薬アドヒアランスを改善するためには，「飲み忘れる」患者さんと，「飲まない」患者さんとに，大別する必要があります．「飲まない」患者さん，すなわちノン・アクセプタンスに対するアプローチは，実臨床では極めて困難です．診断に対する疑念や医療機関への不信のある，あるいは疾患に対する治療を受け入れられない患者さんは，薬を処方されたとしても，ノン・アクセプタンスになる可能性が高いです．副作用に対する不安が過度に強い患者さんも，ノン・アクセプタ

ンスになる可能性が高いでしょう．「飲まない」理由を考えるためには，患者さんの疾患に対する理解だけではなく，性格的あるいは社会的背景も考えないといけません．「飲まない」理由を解明し，服薬を促すには，医療チームの粘り強い努力が必要です．あまり，強く押し過ぎると患者さんは疑心暗鬼になり，受診さえも継続しないという結果になったり，「降圧薬はいらない」と言う医師にあたるまで，ドクターショッピングを繰り返したりします．服薬アドヒアランスは，医療従事者と患者さんとの良好なコミュニケーションがあって初めて成り立ちます．ノン・アクセプタンスに対するアプローチはかなり上級編となりますので，焦らず，時間をかけて，疾患のことを中心に理解していただき，自発性を呼び起こすよう働きかけることが求められます．

一方，「飲み忘れる」患者さん，すなわちノン・アドヒアランスに対しては，比較的アプローチがしやすいです．ここで重要なのは，コンプライアンスではなくアドヒアランスを改善するのが目的だということです．**患者さんの努力を強いる根性論ではなく，自然と服薬が良好になるように仕向ける方法論**として確立するという発想がよいと思います．患者さんの努力に依存するのは，コンプライアンスという発想です．アドヒアランスを改善するためには，方法論の確立が重要です．

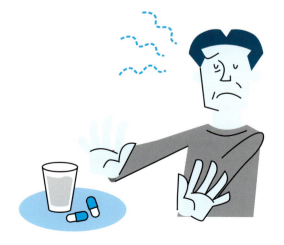

Ⅳ. 服薬アドヒアランスを低下させる因子に対するアプローチ

　患者さんの服薬支援において，重要視すべき心理社会的側面として，世界保健機関（WHO）は「患者さんと医療従事者がお互いに治療方針について話し合って決定すること」，「患者さんが積極的に服薬治療の方針決定に参加すること」，「患者さんと医療従事者が良好なコミュニケーションをとること」を推奨しています[8]．高血圧治療に関して言えば，「**患者さんが高血圧に関して十分理解して起こす行動が，医療従事者の提供した降圧療法と一致し，患者さんと医療従事者双方が同意をすること**」が最も重要で，それがアドヒアランスの考え方です．それに基づいて，服薬アドヒアランスが低下する因子である，1）社会経済的因子，2）ヘルスケア・システムに関係する因子，3）疾患に関係する因子，4）治療に関係する因子，5）患者さん自身に関係する因子の5つにおいてどのような改善方法があるか考えてみましょう．患者さんは，この5つの因子のいくつかを障害として併せ持っています．これらの障害を，一つひとつ，可能なかぎり取り除くことが重要です．

1）社会経済的因子

　経済的な因子に関しては，難しい問題ですが，患者さんが受けられる公的援助について相談する必要があるかもしれません．医師も，必要であればジェネリック医薬品のなかでも，とくに安価で降圧効果のよい薬品を選択する必要があるかもしれません．降圧薬特有の臓器保護効果も重要ですが，まず降圧することが最も有効な臓器保護効果です．社会的な問題に関しては，誰かがサポートする必要があります．一番よいのは家族やそれに近い人ですが，難しい場合は，介護サービ

スを受けている高齢者であれば，介護施設の方となるかもしれません．

2) ヘルスケア・システムに関係する因子

服薬アドヒアランスは，1つの因子からなるものではなく多面性を持っています．ヘルスケア・システムに携わる人達がそれぞれの視点からアイデアと労力を提供する必要があります．そのために最も重要なことは，ヘルスケア・システムに携わる**いろいろな職種の方々が，服薬アドヒアランスが低下していることにそれぞれの立場から気づくか**ということです．気づきがなければ何も産まれません．アンテナが張られていることが重要です．そして，それをどのように臨床現場で評価し，話し合いの場に持ち込めるかです．患者さんが服薬アドヒアランスを低下させる行動をいかに減らせるか，逆に服薬アドヒアランスを改善する行動をいかに増やせるか，すなわち**行動変容をもたらすことができるか**が重要です．単に服薬アドヒアランスだけを治すのではなく，それに関連することすべてを治していくという姿勢が必要です．たとえば，脂質異常症に対するスタチンの休薬率が増加すると，降圧薬の服薬順守率が低下します（図❷）[41]．脂質異常症の治療の重要性を理解してもらうことが，降圧薬の服薬順守率を上げるきっかけとなるかもしれません．

ヘルスケア・システムの一員として，それぞれの立場でどこまで患者さんに説明できるかという壁もありますが，それぞれのレベルでトレーニングをおこなうとよいでしょう．患者さん

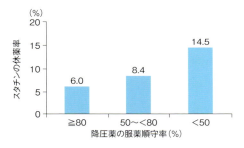

図❷ 降圧薬の服薬順守率とスタチン開始後1年後の自己判断による休薬率の関係
降圧薬の服薬順守率が低下すれば，スタチンの休薬率も増加する．
（Muntner P *et al*, 2014[41]より引用）

に降圧薬を服用するうえでの注意事項を伝えるためには，患者と医療従事者とが良好な関係を築く必要があります．コミュニケーションスキルの上達に関し，自分の性格の問題と決めつけないで，プロとしてトレーニングが必要な場合もあります．コミュニケーションを良好に保つには，疾患と治療に対する理解が必要です．最近は，インターネットで簡単に患者さんが知識を得ることができるようになりました．**患者さんが，高血圧やその治療に関する，きちんと説明されていない不正確な情報を得ると，服薬アドヒアランスが低下する**と言われています．それが間違った情報であったとしても，患者さんは自分で得た知識を私たちの言葉より信じがちです．患者さんを尊重しているという態度のもと，患者さんとのよい距離感を保つことで，私たちの意見を聞いてくれるようになります．この時に間違った知識を否定できるヘルスケア・システムにかかわる人たちの知識が必要です．医師以外の方々は，わからない場合は無理をせずに，中途半端にごまかそうとせず，「そこはよく知らないから，担当医と相談してください」あるいは，「担当医に聞いておきますね」でよいと思います．医師も，よく知らなかったら，「それについては，よくわからないから今度までに調べておきます」と患者さんに伝えると，患者さんは安心するでしょう．医師も，道理をわきまえた治療の選択が求められます．そこで，重要なのが，日本高血圧学会による『高血圧治療ガイドライン（JSH）2014』に基づく治療です．JSH2014に沿った治療であれば，大きな根拠となり，他のヘルスケア・システムに携わる人たちもわかりやすいと思います．

　血圧コントロールが困難なため，やむをえず変則的な治療をすることもあります．その際は他のヘルスケアメンバーになぜこのような治療をしているのかを周知しておくとよいでしょう．服薬アドヒアランスを含めた治療の継続的なモニタリングと再評価をすることで，患者さんに安心感を与えることができます．高齢者だから血圧はこれくら

いでよいと勝手に思い込んでしまうと，JSH2014を引用された記事を読んだ患者さんが不安になったり，薬を飲んでもあまり血圧が下がらないと思うと服薬アドヒアランスは低下します．逆に，早急にこの患者さんはノン・アドヒアランスだと決めつけたような態度や助言も，患者さんの服薬アドヒアランスの低下につながるとされています．

3) 疾患に関係する因子

　高血圧患者さんにおいて，服薬アドヒアランスを悪化させる，疾患に関する最も大きな2つの因子は，**高血圧に症状がない**ということと，**治療が一生に及ぶ**という漠然とした考えがあることです．私たち医療従事者は，高血圧治療では血圧という数字があるから，患者さんは効果を実感しやすいと思いがちですが，必ずしもそうではありません．私たちが忘れてはいけないのは，高血圧患者さんの大半が症状がないという事実です．早朝家庭血圧を毎日しっかりと測定してくれる患者さん達は血圧の数値によって実感していただけますが，測ってくれない患者さん，あるいは最初は測っていたけれど安定したため測らなくなった患者さんにおいては，症状がなければ，何も実感がないわけです．きちんと降圧薬を服用してくれていて，血圧コントロール良好な患者さんが，「そろそろ薬やめてもいいですか？」と質問してきたり，突然来院されなくなったりすることがあります．高血圧の意義について何度も説明を繰り返してきたのに，治療がいつまで続くのかという漠然とした不安に負けてしまったのかもしれません．

　血圧の長期コントロールに最も重要なのは，**体内の塩分・水分コントロール**です（図❷）[42]．体内に入った余分な塩分を圧ナトリウム曲線にしたがって体外に出すために，血圧は上昇します（図❷）[42]．高血圧患者さんでは圧ナトリウム曲線が平坦になっているため，塩分を出すために圧を上げなければいけない状態になっています（図❷）[42]．圧ナトリウム曲線をリセットして低い圧でも塩分を外に出るようにするの

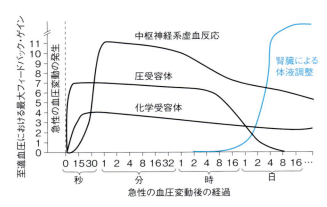

図㉔ 血圧の短期および長期コントロールのメカニズム
血圧コントロールには短期的には化学受容体や圧受容体の関与が重要であるが，長期においては体液管理が重要である．

(Hall JE, 1999[42]より引用)

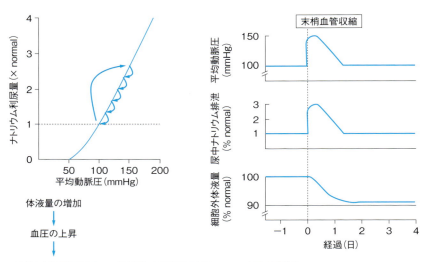

ナトリウム利尿の増加 → 体液量，心拍出量の減少 → 血圧の正常化

図㉕ 圧ナトリウム曲線
左：血圧が上昇すると尿中への塩分の排出が増加し，徐々に血圧が低下する．
右：体液量が増加すると血圧は上昇する．ナトリウム利尿が増加し，体液量・心拍出量が減少し，血圧は正常化する．

(Hall JE, 1999[42]より引用)

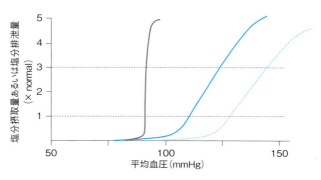

図㉖ 高血圧患者における圧ナトリウム曲線
高血圧患者においては，圧ナトリウム曲線は平坦となる．
すなわち，同じ塩分を排泄するのに，血圧を上げる必要が
ある．降圧利尿薬はその傾きを急峻にし，同じ塩分を排泄
するのに血圧を上げなくともよくする．
(Hall JE, 1999[42]）より引用）

が高血圧治療です．緊張しやすくて抵抗血管が急激に締まるような患者さんの血圧コントロールが困難なのは，このストラテジーに入っていないからです．降圧薬によって圧ナトリウム曲線がリセットされている患者さんにおいて，血圧が安定していても，中止すれば元の状態に遅かれ早かれ戻る場合が多いため，長期の治療方針を立てる必要があります．血圧を下げるというと，「もう下がっているから，薬はいらないのでは？」と思われる患者さんも多いと思います．繰り返しになりますが，「血圧が上がることによって起こる心血管事故を予防しよう」という説明を繰り返すことで，症状のない高血圧治療の継続性が保たれるでしょう．

　患者さんに積極的に治療に参加していただく第一歩は，自分の血圧に注意を向けてもらうことです．**24時間血圧計で血圧をモニターするという行為により血圧に注意を向けるだけで，服薬アドヒアランスは改善します**（図㉗）[10]．

4）治療に関係する因子

高血圧治療に関する服薬アドヒアランスに大きく関係する因子で，他の疾患と異なることが1つあります．それは，降圧薬治療自身の特性に大きく依存している点です．すなわち，**降圧薬の効果と副作用，処方の複雑さ，治療期間，治療コスト**が大きな因子となっています．降圧薬の効果と副作用というのは，患者さんの降圧薬に対する耐性につながります．大規模臨床試験のサブ解析によると，降圧利尿薬であるサイアザイド系利尿薬は，β遮断薬やα遮断薬より休薬率は低いと報告されています．最近の観察研究では，ACE阻害薬，ARB，Ca拮抗薬の方が，服薬アドヒアランスがよいとされています．降圧薬の副作用による休薬に関して，観察研究と大規模臨床試験のサブ解析があります．結果が異なる場合がありますが，服薬アドヒアランスを評価する際には，おおむね観察研究の方が適していると言われています．なぜなら，大規模臨床試験は，プロトコールが厳密で，それにマッチした患者群で施行されますので，リアルワールドから乖離しているためです．

さらに，副作用を恐れて服薬アドヒアランスを低下させてしまう患者さんはいます．服薬アドヒアランスが悪く心血管事故を起こした患者さんに，実際どのような理由で服薬アドヒアランスが悪くなったか尋ねると，

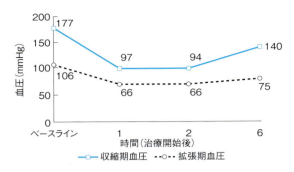

図㉗ 24時間血圧計をつけたまま無作為で治療
（Ruzicka M et al, 2015[10]より引用）

薬による副作用が怖い

  薬によって副作用を起こしたことがあるので，薬自体が病気を悪化させるような気がした

  服用している薬が効いている気がしなかった

  血圧が下がったので，もう治ったから飲まなくてよいと思った

  そもそも高血圧は薬を飲まなければいけないほどの病気とは思わなかった

といった，返事が返ってきます．

服薬アドヒアランスが低下すると，実は薬剤による副作用も起こりやすくなります[8]．低い服薬アドヒアランスは，薬剤を指示通り服用していない，すなわち薬剤の不適切な使用という言い方もできます．薬の副作用は，軽微なものも入れればすべての患者さんの5％くらいには認められると言われています．**薬の副作用の大半は，不適切な薬の使用によります．**薬の副作用で入院された患者さんの2/3以上は，服薬アドヒアランスを改善するだけで退院できると言われています．高血圧に関係する心不全の観察研究でも，服薬アドヒアランスが低下することが心不全増悪入院の大きな一因となっています．

また，複雑な処方内容が服薬アドヒアランスを大きく低下させます．これに関しては，次の第3章で詳しく解説します．

5）患者さん自身に関係する因子

高血圧やその治療に対する患者さんの理解，副作用に対する患者さんの理解が重要ですが，服薬アドヒアランスを改善するには患者さん

自身が対処法を知っていることが重要です．塩分を摂り過ぎた時に，翌日は減塩を強化するとか，カリウムの多い食事を増やすとか，有酸素運動をするなど自分で高血圧に対して介入できるように教育することが，患者さんの行動変容をもたらし服薬アドヒアランスは改善します．副作用に関しても，起立性低血圧の症状が生じたときは，ゆっくりと動くとか，急に立ち上がらないなどの降圧薬の副作用に対する介入も重要です．そのためには，自分の血圧を認識することが重要です．

そのために，一番よいツールが自動血圧計による早朝家庭血圧の測定です．JSH2014 では，「診察室血圧と家庭血圧の間に診断の差がある場合，家庭血圧による診断を優先する」と家庭血圧の有用性を明記しています．早朝家庭血圧のほうが，外来血圧とくらべて有意に心血管事故を反映します（図㉘，㉙）[43)44)]．患者さんが家庭血圧を測定し，医師をはじめ医療従事者に提示することで，医療従事者と患者さんとのコミュニケーションが保たれます．

血圧とはどういうもので，あなたの血圧はこの程度で，この間なら安全ですと具体的に説明することで，患者さんの安心感を得ることができます．拡張期血圧ばかり気にしている患者さんがいますが，拡張期血圧は動脈硬化の進行とともに低下しますので，一般的に65歳から

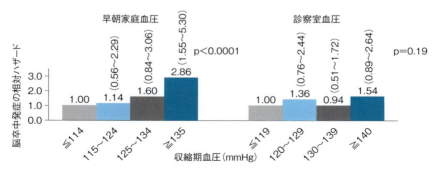

図㉘　早朝家庭血圧と診察室血圧と脳卒中リスクとの関係（大迫研究）
早朝家庭血圧は診察室血圧よりも脳卒中リスクを鋭敏に捉える．

（Ohkubo T et al, 2004[43)]より引用）

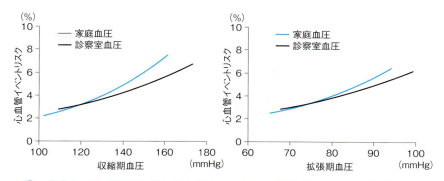

図㉙ 家庭血圧と診察室血圧と心血管イベントとの関係（Finn-Home 研究）
家庭血圧は診察室血圧よりも予後予測能に優れる．
（Niiranen TJ *et al*, 2010[44]）より引用）

は低下傾向になり，高齢者においては，収縮期血圧だけが高い患者さんが多くなります（図㉚）[45]．収縮期血圧が高くて，拡張期血圧が低いということは，脈圧が大きいということになります．同じ収縮期血圧でも脈圧が大きければ，心血管事故は増加すると言われています．収縮期血圧をまず下げることが重要です[45]．

　血圧の変動性についても，患者さんにあらかじめきちんと説明しておく必要があります．変動性には大きく分けて，**1）日内変動，2）受診間変動，3）日間変動（日々変動），4）季節変動の 4 つ**があります（図㉛）[1]．日内変動，受診間変動，日間変動が大きいほど，平均血圧が同じでも心血管事故が増加するということが報告されています．それに対する治療介入の有効性については，これからの課題ですが，少なくとも患者さんにその事実があることを説明しておかなければなりません．就寝中血圧も重要ですが，患者さんが簡単に測定できる有効な血圧は自動家庭血圧計による早朝家庭血圧です．一般的に早朝家庭血圧は夜間就寝前血圧より高くなるので，たとえば早朝収縮期血圧を 130 mmHg までコントロールすると，就寝前収縮期血圧は 110〜100 mmHg まで低下する場合があります．患者さんは下がり過ぎているの

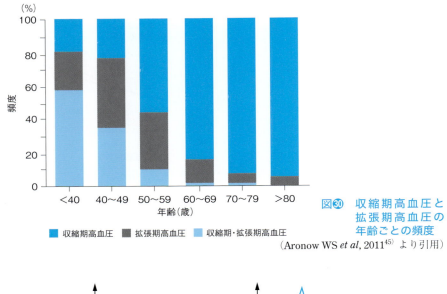

図㉚ 収縮期高血圧と拡張期高血圧の年齢ごとの頻度
(Aronow WS et al, 2011[45] より引用)

■ 収縮期高血圧　■ 拡張期高血圧　■ 収縮期・拡張期高血圧

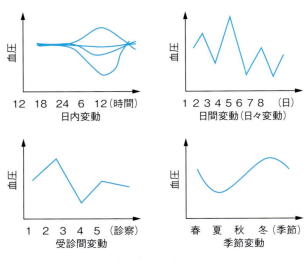

図㉛　血圧変動の種類

ではないかと判断して降圧薬をやめてしまう場合があります．そこで「夜，血圧が下がるから眠れるんですよ．夜間血圧が高かったら，夜中のトイレに行く回数が増えて，眠りにくいですよ」と，私はよく患者

さんに説明します．血圧が高いと，圧ナトリウム利尿により尿量が増加するからです．日間変動に対する理解と，早朝家庭血圧が重要であるという認識が必要です．また，毎日血圧を測定する患者さんのなかで日間変動が大きい患者さん，あるいは受診間血圧変動が大きい患者さんにおいて，不安がられる患者さんがいます．確かに，日間血圧変動，あるいは受診間血圧変動が標準偏差7を超えるような患者さん，大まかにいうと約15 mmHg以上変動する患者さんにおいては，心血管事故は増えると言われています（図⑲，⑳）．そのような患者さんこそが，降圧薬の継続が必要な患者さんですので，なおさら治療の必要性についての理解が求められます．

季節変動も重要です．夏は血圧が下がる患者さんが多いので，薬を減らすことができますが，冬は増量が必要かもしれないということを，きちんと説明せず夏場に減量すると，冬場に増量した際の患者さんの抵抗感が増加するかもしれません．血圧は一定ではないが，その都度適正にコントロールするため，受診していただいているということを患者さんにご理解いただけないと，「薬だけください」と言う患者さんが増えると思います．

薬剤に対する理解も重要です．降圧薬で血圧を下げることが，心血管病の予防につながります（図㉜）[46]．この効果は降圧薬の種類によらず，**降圧度の大きさに比例すること**が，大規模臨床試験のメタ解析から示されています[47]．心血管病を予防するために，降圧目標値まで血圧を下げるという理解を，医療チームが共有し，同じ方向性で患者さんに説明することが重要です．降圧薬を服用する目的を患者さんにご理解いただいたとしましょう．つぎに，自分の服用している薬がどのような作用があるかを理解してもらう必要があります．なぜなら，それが副作用に記載されていることとつながるからです．「降圧薬はふらつくから怖い」と言われる患者さんはいますが，降圧薬を開始したとき立ちくらみが生じる可能性はあります．高齢者においては，高血

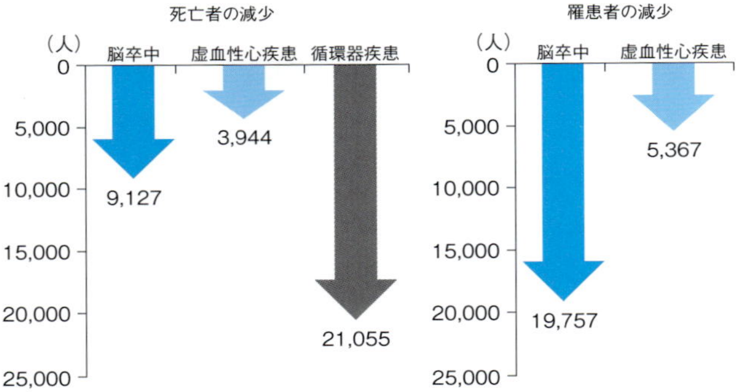

収縮期血圧が2 mmHg低下すると，脳卒中の罹患者は19,757人減少し，死亡者は9,127人減少する．虚血性心疾患の罹患者は5,367人減少し，死亡者は3,944人減少する．

図㉜　収縮期血圧が2 mmHg低下したことによる脳卒中，虚血性心疾患の罹患者・死亡者への影響

（健康日本21計画策定検討報告書，2000[46]より改変引用）

圧がなくても，降圧薬を服用していなくてもふらつく人はたくさんいます．本当に危険なふらつきか，想定内の軽いふらつきかは，医師が判断すべきものです．想定内の軽いふらつきは，降圧薬を開始して血圧がリセットするときには多少起こるかもしれませんが，1週間くらいで慣れると問題がなくなる場合が多いものです．副作用について過度に心配させないように，降圧の効果の1つであるということを理解していただいておく必要があります．降圧利尿薬でも，「おしっこが増えるからやめた」と言われる患者さんもいますが，それが作用であり，血圧が高い人，塩分摂取が多い人は尿量が増加します．圧ナトリウム利尿によるもので，それが降圧利尿薬の作用であるからです．このように，**自分がなぜ，どのように効く薬を服薬しているかを知ってもらう**ことは，服薬アドヒアランスの向上につながります．

薬剤自体の知識だけではなく，服薬のタイミングに対する理解が乏しいと服薬アドヒアランスは低下します．早朝の血圧を下げたいと，眠前に降圧薬を追加しても，「夜は血圧低いからいらない」と飲まない患者さんもいます．朝食後と書かれている薬剤を飲み忘れたとき，「朝食後飲み忘れたから，今日は飲まない」と言う患者さんもいます．ど

のようなタイミングで薬を服薬するのか，飲み忘れたときにどうするかという医療従事者側の詳しい説明も事前に必要です．

　その疾患を放置することに伴う危険の認識が低い，あるいは治療に対する期待感が低いと服薬アドヒアランスは低下します．「高血圧を放置した際に，心血管障害が増える」という知識を繰り返し強調することも重要です．いつまでたっても，血圧がきちんと下がらないと，患者さんの治療に対する期待感が薄れていきます．そうすると，服薬アドヒアランスは低下していきます．医師は，患者さんと相談しながら，急速ではない程度に，なるべく早く降圧目標値あるいはその近くまで降圧できるような降圧薬を選択することが望まれます．

　また，説明を聞く気がないという患者さんの態度や治療に対する低いモチベーションも問題です．手ごわいのは，疾患や治療に対する間違った思い込みを持っている患者さんです．医師の話を聞いてくれず，医療従事者ではない友人の話を過度に信用したり，友人が服用している薬を欲しがったり，健康食品だけで治そうとしたりします．このような患者さんの根底には，薬は有害だから飲みたくないという信念，高血圧は薬を飲んでまで治す病気ではない，医師・看護師・薬剤師の言葉を完全に信じていないといった不信感が存在します．理解していただこうと，それぞれの職種の人が言葉を換えて説明するのですが，患者さんが都合のよい言葉だけ抽出して理解するため，医療従事者がお互いに，「あのスタッフは患者さんに不正確な説明をしているのではないか」と疑心暗

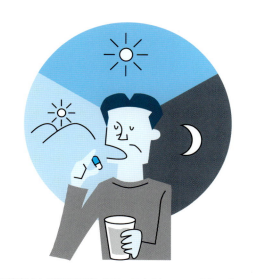

2. 高血圧患者さんの服薬アドヒアランス向上について考える

鬼になる場合もあります．このような患者さんは，処方しても重度のノン・アドヒアランスになる可能性が多いのですが，彼らに対するアプローチは今後の課題です．

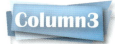

服薬アドヒアランス向上に成功したエピソード
二交代勤務の患者さん

58歳男性，二交代勤務者．健康診断にて，肝機能異常，中性脂肪高値，高血圧，メタボリック症候群にて，会社の診療所のパート勤務の医師より処方されていましたが，受診を勧められて当クリニックに来院されました．他院では，1）ARBとCa拮抗薬配合剤を朝，2）胆汁酸製剤3錠　分3，3）EPA製剤2袋　分2が投与されていました．血圧は，健康診断の時には150/100 mmHgでしたが，当院外来時135/85 mmHgと安定していました．早朝家庭血圧を測るようにお伝えすると，日勤と夜勤の二交代勤務者で，いつ測ればよいかわからないと言われました．私たちが以前報告した結果では，二交代勤務者においては，夜勤において収縮期血圧は上昇するが，拡張期血圧はより上昇するということでした．勤務形態の影響かと考えました．念のため残薬確認すると，図のように56日で降圧薬が19錠残薬を認めました．EPA製剤は30日分，胆汁酸製剤は以前からのあまりも含め478錠ありました．問題点は下記のようです．

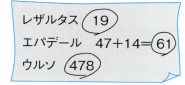

① 二交代勤務者のためいつ服薬をすればよいかわからない．
② 胆汁酸製剤は飲む意味が分からない．
③ 食事が不規則で飲みそこなう．

毎日同じ時間に服薬していただくのが理想ですが，二交代勤務者の場合，生活が不規則となるため，それに固執すると服薬アドヒアランスが低下してしまうと考えました．この患者さんの服薬率は67％つまり3日に1日服薬していない計算になります．そこで，毎日起床時に服薬するという飲み方に変更しました．胆汁酸製剤は，患者さんが言われる通り処方意図が明確でないため，いずれにしても服薬していないのでいったん中止としました．EPA製剤はどのタイミングでもいいので1日の食事の際2回飲むよう説明しました．起床時血圧を測定していただくようにしたところ，変動は少し多めですが，降圧目標値まで到達しました．半年後の服薬アドヒアランスは90％まで上昇しました．

Topics 2

早朝家庭血圧の測定の方法

　早朝家庭血圧は，できるだけ同じ条件で測定することが望ましいです．そのためには，早朝家庭血圧を正しく測ることが前提です（表❼）[1]．早朝家庭血圧の測定は，日本高血圧学会の『高血圧治療ガイドライン（JSH）2014』にある，「家庭血圧測定の方法・条件・評価」に準じておこないます．上腕カフ-オシロメトリック法に基づく装置を用い，カフ位置を心臓の高さに維持できる環境で，原則として背もたれつきの椅子に足を組まず座って1～2分の安静後におこないます．測定前に喫煙，カフェインの摂取は禁止しましょう．起床後1時間以内，排尿後，朝の服薬前，朝食前におこないましょう．1機会2回測定し，その平均をとります．1機会に1回のみ測定した場合には，1回のみの血圧値をその機会の血圧値として用います．これらの方法で求められたデータで，エビデンスが構築されているため，それ以外のデータの取り方ですと，エビデンスが使えるかどうかわかりません．たとえば，臥位で測定すればどうかというデータがないので，使えないわけです．心血管事故を予防するといった観点からは，この測定の方法に準拠する方がよいでしょう．しかし，神経質で何度も血圧を測る方や，「朝起きてすぐ測らないと無理」と言われる方など，患者さんによって同じ測り方をしていれば，許容せざるを得ない場合もあります．測っていただくことを優先して考えましょう．

表❼ 家庭血圧測定の方法・条件・評価

1. 装置	上腕カフ-オシロメトリック法にもとづく装置	
2. 測定環境	1）静かで適当な室温の環境．	
	2）原則として背もたれつきの椅子に足を組まず座って1〜2分の安静後．	
	3）会話を交わさない環境．	
	4）測定前に喫煙，飲酒，カフェインの摂取はおこなわない．	
	5）カフ位置を心臓の高さに維持できる環境．	
	6）薄地の着衣の上にカフを巻くことは実用上許容される．	
3. 測定時の条件	1）必須条件	
	a）朝 起床後1時間以内	
	排尿後	
	朝の服薬前	
	朝食前	
	座位1〜2分安静後	
	b）就床前座位1〜2分安静後	
	2）追加条件	
	a）指示により，夕食前，晩の服薬前，入浴前，飲酒前など．その他適宜．自覚症状のある時，休日昼間，深夜睡眠時．	
4. 測定回数	1機会2回測定し，その平均をとる．1機会に1回のみ測定した場合には，1回のみの血圧値をその機会の血圧値として用いる．	
5. 測定期間	できるかぎり長期間	
6. 記録	すべての測定値を記録する	
7. 評価の対象	朝各機会1回目の5日（5回）以上の平均値，晩各機会1回目の5日（5回）以上の平均値，すべての個々の測定値およびそれらの平均値	
8. 評価	高血圧	朝・晩それぞれの平均値≧135/85 mmHg
	正常血圧	朝・晩それぞれの平均値＜135/85 mmHg

（JSH2014[1]）より改変引用）

Column4

服薬アドヒアランス向上に成功した患者さんのエピソード
薬剤ごとの服薬率が異なる患者さん

68歳女性，僧帽弁置換後，高血圧，便秘症にて加療中の患者さんです．ワルファリンは4.5 mg夕食後服薬で，プロトロンビン時間国際標準比（PT-INR）は2.2〜2.4とワルファリンコントロールは良好です．ARBの中心用量を朝のみ服用していましたが，早朝家庭血圧が140/85 mmHgと高値のため，念のため服薬チェックをおこないました．ワルファリンの服薬率は極めて良好でしたが，ARBは30日分残っていました（写真）．問題点は下記のようです．

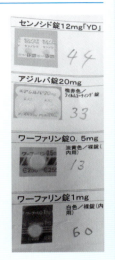

① 朝忙しくて服薬を忘れることがある．
② 降圧薬の服用を忘れても，比較的血圧は安定しており，これくらいでよいと思う．

　ワルファリンコントロールは良好であったため，服薬アドヒアランスはよいと思っていましたが，朝の降圧薬の服薬アドヒアランスは低下していました．お店をしている関係で，朝が忙しく，服薬を忘れやすいのですが，夕の薬は大事だからと忘れることはないようでした．そこで，「心臓を歪ませないためにももう少し血圧を下げた方がよいし，薬を増やしたくない」と説明しました．そして，服薬の重要性を説明したうえで，ARBをワルファリンと同じタイミングで夕に飲んでいただくようにしました．半年後ARBの服薬率は著明に改善し，早朝家庭血圧は125/80 mmHgとなりました．服薬アドヒアランスが改善したことに加え，夕に服薬することで早朝家庭血圧は著明に低下しました．患者さんごとに，服薬アドヒアランスを向上させるポイントが違うと感じた症例でした．

服薬アドヒアランス向上のための5つのポイント

"One of the first duties of the physician is to educate the masses not to take medicine."

— Sir. William Osler

「臨床医の最も重要な職務の1つは，薬を飲まない患者を教育することである．」

— ウィリアム・オスラー

3 服薬アドヒアランス向上のための5つのポイント

I．服薬に対する理解を深める

　患者さんの服薬アドヒアランスを向上させるためには，患者さんに高血圧と服薬に対する理解を深めていただくことが重要です．そのためには，**カウンセリング**が有効です．カウンセリングという言葉を使うと難しそうですが，医師でいえば診察中の説明，看護師・薬剤師など他のヘルスケア・システムに従事する方であれば，面会中の説明のことを指します．カウンセリングの際には，医療従事者が高血圧の治療の意味をまず理解していなくてはいけません．『高血圧治療ガイドライン（JSH）2014』の治療の基本方針には，「高血圧治療の目的は，高血圧の持続によってもたらされる心血管病の発症・進展・再発を抑制し，死亡を減少させることである．そして高血圧患者が健常者と変わらぬ日常生活を送ることができるように支援することである」と記載されています[1]．繰り返しになりますが，**血圧という数値を下げるのではなく，血圧が高いことによって引き起こされる心血管病を予防すること**が重要です（図㉝）[47]．このことを，まず患者さんに理解していただくことで，治療が開始できるわけです．

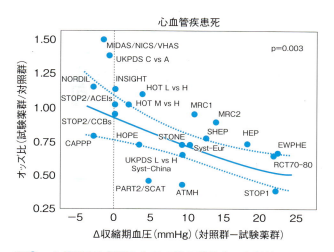

図㉝ 大規模介入試験における降圧薬治療の有効性
降圧薬によって収縮期血圧が低下すればするほど心血管死は低下する．

(Staessen JA et al, 2001[47]より引用)

　降圧薬の服薬アドヒアランスを改善するためには，降圧薬のよい面だけではなく，悪い面もきちんと説明することが必要です．最近では，処方時に薬局が患者さんに渡す薬剤の説明の紙に，副作用のことが羅列されています．めまいと副作用に記載されていると，高血圧と関係のない軽いめまいがあるだけで，患者さんは薬の影響と考え，休薬してしまう場合があります．治療方針を十分説明し，患者さんには治療に対する恐怖感があるという前提のもとで，治療した時のメリット・デメリットなど，服薬の動機づけのための十分な説明が必要です．医師だけで説明する必要はなく，看護師や薬剤師と連携をとり，可能であればそれぞれの職種で意見の相違のないようにまとめておくことが必要です．患者さんは，自分にとって一番都合のよい意見を採用する傾向にあります．

　降圧薬の服用の仕方を必ず，書面で説明します． 口頭で説明するより，家に持って帰れる書面で説明する方が，患者さんの理解を得やす

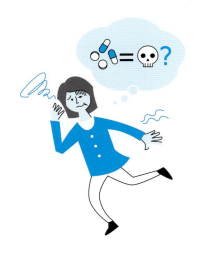

く,またリマインドしやすいです.家族にも説明すると,服薬アドヒアランスは向上します.**何度も何度もリマインドする**ことが重要で,医師,看護師,薬剤師がそれぞれおこなうことで,3回のリマインドとなります.医師や薬剤師が1人でカバーする問題ではなく,**複数の職種がヘルスケア・システムとして機能する**ことが重要です.来院時ごとに,服薬アドヒアランスについて医師,看護師,薬剤師の誰かが,必ずリマインドをかけること,すなわち繰り返し患者さんに説明することが重要です.患者さんは,降圧薬の説明を受けてもいずれ忘れてしまいます.当たり前のことでも,慣れると忘れてしまいがちです.毎日きちんと早朝家庭血圧を測定していた患者さんが,「最近は安定しているから,あまりつけていません」と言い始めると,服薬アドヒアランスは低下し始めると考えてください.

実際,患者さんへのリマインド効果を証明する無作為化試験があります[48].400人以上の無症状で,慢性疾患に対する治療薬を5剤以上服用している患者さんに対して,2年間医師以外の医療スタッフが,電話により服薬を毎週確認することで,総死亡率が低下したことが示されました(図❸).このように,常に忘れないよう記憶にとどめさせるために,医師だけではなく看護師・薬剤師も含めたいわゆるヘルスケア・システムが重要なわけです.

ここで,注意していただきたいのですが,**医療従事者の説明が途中で中断した例あるいは短縮された例では,患者さんが服薬の意義を忘れやすく,服薬アドヒアランスも低下します**[49].診察中に,他のことが飛び込んでくると,「説明はまた今度でもいいや」と思いがちです

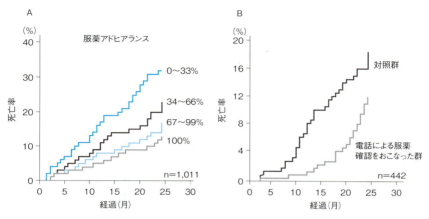

図㉞ 服薬アドヒアランスと生命予後との関係
A：服薬アドヒアランスが低下すればするほど生命予後は低下する．
B：電話で服薬状況を確認すると生命予後は改善する．

(Wu JY et al, 2006[48] より引用)

が，それが実は目の前の患者さんにとって，のちのちの服薬アドヒアランスの低下につながるわけです．

Ⅱ．服薬回数を減らす

1日の服薬回数も服薬アドヒアランスと深く関係しています．これに関し面白いデータがあります．服薬アドヒアランスをみた76の論文のメタ解析では，服薬回数が増加すると，顕著に服薬アドヒアランスが低下していることが示されています．大まかにいうと，朝1回の薬でも平均約21％の服薬率低下，すなわち患者さんは薬を飲み忘れます．朝夕になると約31％，朝昼夕になると約35％，朝昼夕眠前になると服薬率は約49％低下します（図㉟)[50]．われわれが以前おこなった高血圧患者さんの服薬アドヒアランスを調べた研究のサブ解析で，夕

食後の降圧薬の飲み忘れが多かった原因は，飲み忘れよりも，「夕食後血圧が下がっているのでこれ以上下がると怖くて飲まなかった」という患者さんが多かったのが印象的でした[51]．早朝家庭血圧を下げようと，工夫して夕食後処方している降圧薬が患者さんの意志で飲まれていないわけです．処方された医師の治療哲学が反映されていないわけです．治療哲学が反映されるためには，服薬をしていただかないといけません．疾患や治療に関係なく，服薬回数を減らすことで，服薬アドヒアランスが改善することが知られています．そう考えると，服薬回数を減らすということも重要な意味を持ってくることがお分かりになると思います．

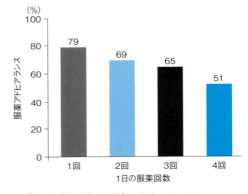

図㉟　服薬回数と服薬アドヒアランス
服薬回数が増加すると，服薬アドヒアランスは低下する．
(Claxton AJ et al, 2001[50]より引用)

Ⅲ．薬剤数を減らす

薬剤の内容にかかわらず，**1日に内服する錠数が増えると，服薬アドヒアランスが低下すること**も知られています（図㊱）[52]．高血圧や糖尿病が危険因子となる心筋梗塞を発症した糖尿病合併高血圧患者さんが循環器外来に来た場合，2種類の抗血小板薬，スタチン，糖尿病の薬が2種類，降圧薬が2種類，胃の薬，睡眠導入薬と8～10個の錠剤を投与される場合も少なくありません．がんばって工夫してなるべく朝にまとめているのですが，同じ日数処方しているのに，「今日は抗血

小板薬は1週間減らしておいてください」と言われるケースがあります．お話を聞いてみると，シートから順番に薬を取り出したとき，出したかどうか忘れた時は飲み過ぎると怖いので，飲んだことにして考える患者さんが多いようです．

では，錠数を減らすにはどうすればよいでしょうか．当たり前ですが，**不要な薬剤を減らす**ことをまず考えましょう．科学的に十分な根拠がない薬剤を漫然と使用することは，服薬アドヒアランスを低下させ，患者さんにとってより悪い結果になるということをわれわれは再認識する必要があります．たとえば，心血管病予防のためのビタミン剤や，リスクのない患者さんに対する健胃薬を，漫然と処方することによって，重要な降圧薬の服薬がおろそかにされては困りますよね．外来では，患者さんがおなかの具合が悪いと言われると，整腸薬を処方する場合がありますが，そのまま漫然と使用してしまう場合も多いです．急性期に処方した薬剤に関しては，受診の度に必要かどうか自問してください．

錠数を減らすために，**配合剤を使用することは有用です**（図㊲）[53]．

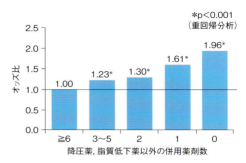

図㊱ 併用薬剤数と服薬アドヒアランス
併用薬剤数が増加すると，服薬アドヒアランスは低下する．
（Chapman RH *et al*, 2005[52]より引用）

図㊲ 高血圧における1日1回製剤の有効性
1日数回の降圧薬より1日1回の降圧薬の方が，服薬アドヒアランスを向上させる．
OD：1日1回製剤，BID：1日2回製剤，TID：1日3回製剤
（Srivastava K *et al*, 2013[53]より引用）

配合剤は服薬アドヒアランスを改善することにより，それぞれの単剤の併用より降圧効果に優れていることがメタ解析で示されています（図❸❽）[54]．また，配合剤にすることで，それぞれの単剤の併用より安価になり，医療コストが下がる面でも服薬アドヒアランスの改善に寄与します．

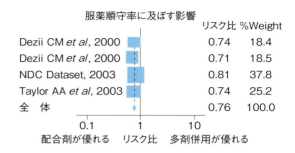

図❸❽ 配合剤と多剤併用の服薬順守率を比較した降圧薬研究のメタ解析

(Bangalore S et al, 2007[54]より引用)

降圧薬に関しては，ARBと降圧利尿薬，ARBとCa拮抗薬の配合剤が現在発売中です．さまざまな組み合わせで発売されています．ARBとCa拮抗薬の配合剤では，ARBの中心用量，2倍量，1/2量がCa拮抗薬の中心用量，2倍量，1/2量と組み合わされています．ARBと降圧利尿薬の配合剤では，ARBの中心用量，2倍量，1/2量と降圧利尿薬の1/2量，1/4量と組み合わされています．それぞれの配合剤にはそれぞれの特徴がありますので，用途に合わせて選択が可能です．

配合剤はJSH2014で推奨されている降圧薬の組み合わせに基づいており，お互いの欠点を相補します．RENAAL試験で，Ca拮抗薬にARBを追加投与することで末期腎不全への進行が抑制されたと報告されています[55]．国内の試験でも，ARBとCa拮抗薬の併用が蛋白尿減少効果に優れていると報告されています[56]．日本人高齢者高リスク患者さんで，高用量ARB単剤群と中心用量ARB・中心用量Ca拮抗薬を併用した群では，後者でより降圧効果を認め，心血管病既往患者さんにおいては有意に心血管イベントが低下していることも示されています（OSCAR試験）[57]．ARBとCa拮抗薬の配合剤の利点について説明します．Ca拮抗薬単剤では，血圧低下に伴うレニン・アンジオテンシン系

(RA系)の活性により血圧が少し上昇するので,Ca拮抗薬の効果が最大限発揮できません(図㊴).配合剤により,ARBがRA系を抑制するので,お互いの効果がしっかりと出るという利点があります.また,Ca拮抗薬は動脈だけ拡張させるので,末梢では静脈が拡張しておらず,結果として浮腫が生じやすくなりますが,ARBを投与することで,

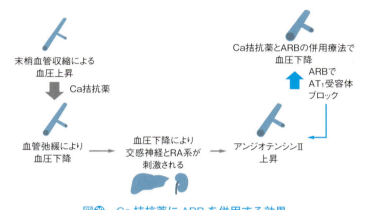

図㊴ Ca拮抗薬にARBを併用する効果

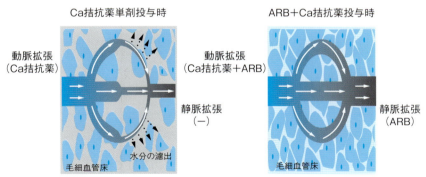

図㊵ ARB+Ca拮抗薬による末梢性浮腫抑制のメカニズム
　Ca拮抗薬単剤であると動脈拡張だけ生じ,静脈拡張がないため間質に水分が濾出する.ARBとCa拮抗薬を併用すると,ARBの動静脈拡張作用により,間質への水分の濾出が起こりにくい.
(Opie LH, 1991[58]/White WB *et al*, 1986[59]/Gustafsson D, 1987[60]/Messerli FH *et al*, 2000[61] より引用)

静脈も拡張するため下腿浮腫を回避しやすくなります（図⓮）[58]～[61]．ARBと降圧利尿薬の併用では，降圧利尿薬によるRA系の活性，カリウム値低下，インスリン抵抗性の低下をARBが補てんしてくれます（表❽）[1)62)]．

表❽　利尿薬とRA系抑制薬併用の有用性

	利尿薬	RA系抑制薬	併用
血圧	⇓	⇓	相乗的
RA系の活性化	⇑	⇓	相殺的
血清カリウム	⇓	⇑	相殺的
インスリン感受性	⇓	⇑	相殺的

（Gradman AH et al, 2002[62]より作図）

私たちは，開業医で配合剤の有用性について検討しました[51]．Ca拮抗薬とARBの中心用量を服薬している患者さんに対して，配合剤に切り替えて2ヵ月後から1ヵ月の早朝家庭血圧を比較しました（図㊶）．136人が朝ARBとCa拮抗薬を併用して内服しており，60人

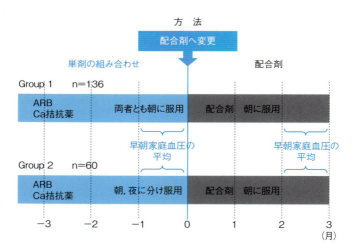

図㊶　ARBとCa拮抗薬の単剤の組み合わせと配合剤との比較：プロトコール
　　　ARBの中心用量とCa拮抗薬の併用を配合剤に切り替え，2ヵ月後から1ヵ月間の早朝家庭血圧を比較する．
（Kumagai N et al, 2012[51]より引用）

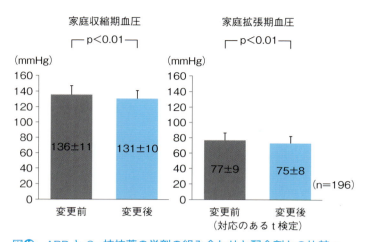

図㊷ ARBとCa拮抗薬の単剤の組み合わせと配合剤との比較：全症例の降圧効果の差
全症例でみると，配合剤に変更後，早朝家庭収縮期および拡張期血圧は有意に低下した．

（Kumagai N *et al*, 2012[51]）より引用）

が朝ARB，夜Ca拮抗薬を併用していました．配合剤に切り替えた結果，全患者さんの平均で，早朝家庭血圧は有意に低下しました（図㊷）．理由として**服薬アドヒアランスが有意に改善して**いました（図㊸）．サブ解析ではARBとCa拮抗薬をそれぞれ朝併用して服薬している患者さんにおいては，まったく同じ成分である両者の配合剤に変更すると，服薬アドヒアランスが有意に改善し，血圧も有意に低

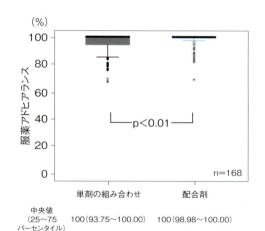

図㊸ ARBとCa拮抗薬の単剤の組み合わせと配合剤との比較：服薬アドヒアランスの差
配合剤においては服薬アドヒアランスは改善していた．

（Kumagai N *et al*, 2012[51]）より引用）

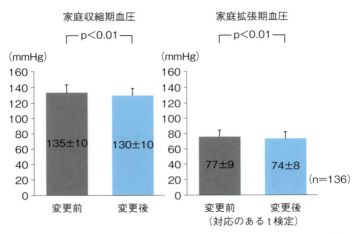

図㊹　ARBとCa拮抗薬の単剤の組み合わせと配合剤との比較：ARB朝・Ca拮抗薬朝から配合剤朝への変更例の降圧効果の差
配合剤に変更後，早朝家庭収縮期および拡張期血圧は有意に低下した．

(Kumagai N *et al*, 2012[51]）より引用）

下しました（図㊹）．服薬アドヒアランスが低下した患者さんたちのお話を聞いてみると，「忙しくてなかなか来られず，薬が足らなくなってきたので，（ARBとCa拮抗薬を）1日おきに1錠ずつ飲んでなんとか間に合わせてきた」などと言われます．患者さんは，薬を飲んでいるから大丈夫であろうと，血圧値をさほど気にしていない様子がうかがえます．また，朝ARB，夜Ca拮抗薬を併用していた患者さんにおいても，配合剤に切り替えると，きちんと100％服用していた患者さんにおいては，かえって血圧が上昇した方もいましたが，平均では有意に低下し，服薬アドヒアランスも改善しました（図㊺）．朝ARB，夜Ca拮抗薬を併用すると，夜の薬の飲み忘れが増加します．夜の薬を飲み忘れる方も多かったのですが，それと同等に**夜の薬を意識的に飲まない患者さんが多い**のに驚きました．朝の血圧を降圧目標値まで下げると，夜の収縮期血圧は110〜100 mmHgと低下します．「低いから，飲まなくていい」あるいは「これ以上下がると怖いから飲まない」という選

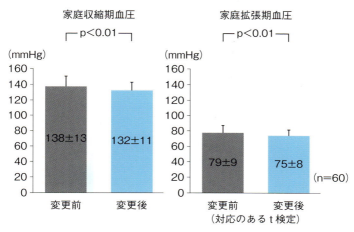

図㊺ ARB と Ca 拮抗薬の単剤の組み合わせと配合剤との比較：
ARB 朝・Ca 拮抗薬夜から配合剤朝への変更例の降圧効果の差
配合剤に変更後，早朝家庭収縮期および拡張期血圧は有意に低下した．

(Kumagai N *et al*, 2012[51] より引用)

択をする患者さんがいます．朝の血圧を下げようと工夫しても，患者さんが飲まないのでは意味がありません．それであれば，配合剤の方がよっぽど効果があるわけです．さらに，どのような患者さんでメリットがあったか，配合剤に変更後にどれだけ降圧目標値に達する患者さんがいたか，調べてみました（図㊻）．すると，高齢者，2 型糖尿病，心筋梗塞後の**総服薬剤数が多い患者さんにおいて，とくに配合剤に変更するメリットがありました．**前述したように，薬の数を少しでも減らすことが服薬アドヒアランスを改善するのです．「どちらにしろたくさん服薬しているから一緒だろう」と医師が服薬剤数を減らす努力を惜しむと，服薬アドヒアランスは低下していき，たくさん薬を服用しているのに，心血管事故を予防できなかったということになりかねません．

ただし，配合剤はよい面だけではありません．配合剤は用量が固定されているため，初診で使用すると血圧が下がり過ぎることが危惧さ

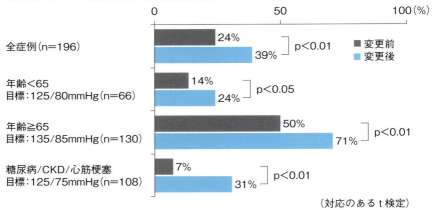

図㊻ ARBとCa拮抗薬の単剤の組み合わせと配合剤との比較：降圧目標達成率の差
配合剤に変更後，降圧目標達成率は有意に改善した．
(Kumagai N et al, 2012[51]より引用)

れます．まずは降圧薬単剤で使用して，**徐々に強い降圧薬にステップアップ**していく，あるいはいったん**2剤併用して血圧が安定して，用量が固定されたら配合剤に切り替える**，という方法をとると安全に使用できます．

Ⅳ．分包化する

　分包化は，服薬アドヒアランスを改善する簡便で有効な方法です．高血圧と脂質異常症を併存しており，平均9錠を服用している総計200人の患者さんの服薬アドヒアランスを調べた研究があります[6]．この患者さんたちの服薬アドヒアランスは61％と低い数字でした．**分包を用いること**により，服薬アドヒアランスは97％まで改善しました（図㊼）．その後，分包をそのまま用いた群と分包をやめて投与した群とに分けて6ヵ月経過観察したところ，分包をやめた群では，服薬アドヒ

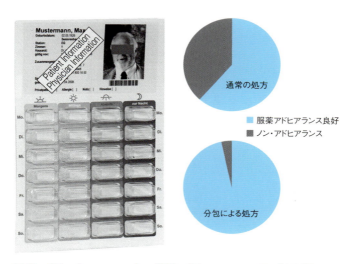

図㊼ 分包（blister pack）の服薬アドヒアランスに及ぼす影響
分包を用いると服薬アドヒアランスは有意に改善する．
（Laufs U *et al*, 2011[6]より引用）

アランスは69％に低下しましたが，分包を続けた群では95％を維持することができました．分包をすることは，患者さんに医師の処方通りにきちんと服薬をしていただけるということなので，薬の副作用も軽減します．薬の副作用を検討したコホート研究では，患者さんの危険因子による層別化をするよりも，服薬方法を改善する方が，薬の副作用が出にくいと報告されています．デンマークにおける19,000人の服薬アドヒアランスをみた研究があります[6]．そのなかで，4,400人以上の65歳以上の方を対象にしたサブ解析があります．71％が女性で48％が80〜89歳でしたが，分包を用いる前後で入院が増えたか減ったかを検討する研究でした．分包を用いる前は入院が全体の7％だったのが，分包を用いてから4％に減少しました（図㊽）[6]．また，入院期間も15.4日から，分包使用後には5.9日に短縮されました．このように，服薬剤数が多い患者さんにおいては，分包を用いることによって，服薬アドヒアランスは改善し，入院を回避できる割合が増え，さらに入院期

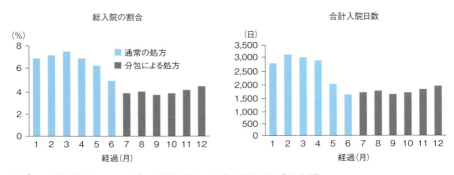

図㊽ 分包（blister pack）の総入院と入院日数に及ぼす影響
　　分包（blister pack）を用いると，総入院と入院日数は低下する．

（Laufs U *et al*, 2011[6]）より引用）

間も短縮できる，すなわち重症化を防ぐことができるのです．

V．服薬剤数の減少が患者さんに与える心理的効果

　服薬剤数を減らすことで，血圧値が改善すると，降圧治療に対して不安があった患者さんに「この治療を継続するともっとよくなる」という自信が生まれます．それにより，「もっと薬を減らしたい．薬をやめたい」と生活習慣改善に熱心に取り組むようになります．すなわち，**患者さんの行動変容**が起こります（図㊾）．ここに **Hawthorne 効果**が生まれます．Hawthorne 効果というのは，**患者さんが信頼する医療従事者に期待されていると感じることで，行動変容を起こして，結果的に病気がよくなる，よくなったように感じる，あるいはよくなったと医療従事者に報告する現象**をいいます．これにより血圧値がさらに改善し，ますます熱心に治療に取り組み，さらに血圧値が下がるという好循環も期待できます．

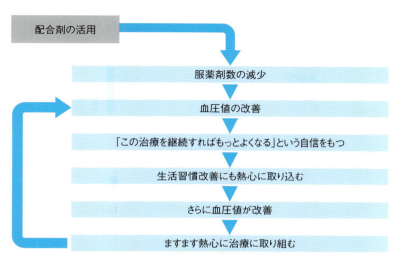

図㊾ 配合剤の活用から始まる降圧治療の好循環
配合剤を使うことにより，患者の行動変容が起こり，さらに血圧が下がるという好循環が生まれる．

Topics 3

ポリピル（polypill）

　心筋梗塞の再発予防（2次予防）を調べた研究で，若い，うつ状態で，治療が複雑な患者さんで，とくに服薬アドヒアランスが低いことが指摘されました[63]．服薬アドヒアランス改善のため服薬剤数を減少させることが重要ですが，心筋梗塞後では，必要な服薬剤数も多いため困難な場合が多いです．そこで，欧米ではポリピル（polypill）という配合剤が導入されています[64)65)]．1錠の中に，アスピリン100 mg，コレステロール低下薬であるシンバスタチン40 mg，ACE阻害薬のラミプリル2.5，5，or 10 mgが含まれています．このpolypillを用いることにより，服薬アドヒアランスが改善することが知られています．開発途上国では，polypillを使い医療費を下げることで，血圧コントロールだけではなく，平均余命も改善することも報告されています．このように，polypillを用いることによる服薬剤数を減らす効果は大きいと考えられています．わが国では，ここまで多剤複合の配合剤は使われていませんが，降圧薬，糖尿病薬，あるいはアスピリンと低用量アスピリン潰瘍の予防薬など配合剤が使用可能です．それらを使いながら，1剤でも服薬剤数を減らせるように処方していくことも重要です．

服薬指導における各スタッフの役割

「一滴の油，これを広き池水のうちに点ずれば，散じて満池に及ぶとや．」

― 杉田玄白

服薬指導における各スタッフの役割

Ⅰ．かかりつけ医

　かかりつけ医の役割は最も重要です．なぜなら，処方箋を出すのは医師の仕事だからです．かかりつけ医の先生方それぞれが持っている，高血圧に対する治療哲学をきちんと患者さんに伝えるためには，**患者さん達が先生の計画された治療を順守していただくことが前提**です．

　そのためには，なぜ高血圧に対して治療が必要かを，患者さんに理解していただかないといけません．**高血圧治療の目的は，血圧の数値を正常化することではありません．血圧が高いことによって引き起こされる心血管事故を予防することです．**まず，われわれがその意志をはっきりと表示することから，患者さんの理解が始まるのです．そして，降圧薬服用中の患者さんに，現在のところは降圧薬を服用しているから血圧が安定しているということを，常に意識させることも重要です．患者さんのなかで，血圧が下がったからもう降圧薬を服用しなくてよいと誤解している方もいます．

　つぎに，服薬アドヒアランスを改善させるために，患者さんの**行動**

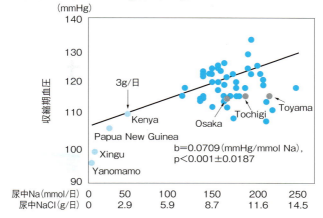

図㊿ 尿中Na排泄と収縮期血圧の関係（Intersalt研究）
尿中Na排泄が増えれば増えるほど，収縮期血圧は高くなる．
（Intersalt Cooperative Research Group, 1988[66]）より引用）

変容を促す必要があります．すなわち，患者さんに高血圧のことを真剣に考えていただき，前向きに治療に取り組むような姿勢を持っていただくことです．薬物治療に注意を向け過ぎず，生活習慣の改善に取り組んでいただくような方向づけも重要です．生活習慣改善で最も重要なことは，**塩分制限**であることは間違いありません（図㊿）[66]）．食塩過剰摂取が血圧上昇と関連し，減塩の降圧効果は多くの臨床研究で証明されています．『高血圧治療ガイドライン（JSH）2014』に基づき，塩分6g制限が推奨されます．実際，塩分6g制限というとある患者さんたちにおいては厳しい数字かもしれませんが，減塩はその程度に応じて降圧が期待されるので，少しずつ下げていくほうがよいと思います．イメージとして1g塩分を減らすと血圧が1mmHg下がると考えるとよいと思います．減塩の重要性を繰り返し説明するだけではなく，具体的にどのようにするか，患者さんによってアプローチを変えていくのもよいでしょう．腎機能が悪くない患者さんにおいて，適度なカ

リウム摂取も相対的にナトリウムを減らすので有効です．食塩摂取量は総エネルギー摂取量の増加に伴い多くなることも知られているので，総エネルギー摂取を抑えるような指導も有効です．日本人において食塩摂取量のうち90％以上はしょうゆ・みそを含む加工食品からの摂取であるため，加工食品に対する注意が食事療法で最も重要です．小さなお子様がいる患者さんに対しては，幼少時期の減塩が長期的にみて血圧上昇を抑えるというデータもありますので，家族で控えるような指導も有効な場合があります．

　運動療法も欠かすことができません．1日30分以上の速足のような有酸素運動による降圧効果は，みなさんご存知の通りだと思います．しかし，実際運動強度については，いまだ統一見解がなく，少しきついと感じる程度の運動が一般的には勧められています．なかなか，続けて30分は難しいと言われる患者さんに対しては，10分の運動を1日合計30分おこなえばよいという，米国スポーツ医学協会と米国心臓協会（AHA）の共同勧告にしたがって指導するとよいでしょう．いわゆる筋トレのようなレジスタンス運動も組み込むほうが，血圧を下げるという報告もあります．運動に関しても，患者さんと相談しながら，個々の身体の状態や意欲を鑑みて進めるとよいでしょう．

　このような**食事療法や運動療法で患者さんが自信を持てば行動変容が起こり，血圧はますます下がっていく**という好循環が生まれます．しかし，われわれが外来で診ている患者さん達は，食事療法や運動療法を必ずしも順守していただけるわけではありません．そのような患者さんにおいては，服薬の重要性がさらに増します．

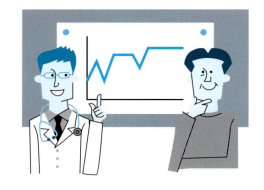

患者さんにきちんと薬を飲んでいただいてこそ，先生方の治療哲学や知識が活かされるのです．そのためには，服薬アドヒアランスに注目する必要があります．とくに，降圧不十分な患者さんにおいては，きちんと服薬しているか確認することが重要です．

　最近，問題になってきているのが**ジェネリック医薬品**の普及です．効果の認められるジェネリック医薬品であれば国策として推進されているので，選択肢の1つであると思うのですが，問題なのは医師の説明の際の患者さんの理解度です．医師は先発名や一般名で処方するため，患者さんへも先発名や一般名を使って説明することがありますが，ジェネリック医薬品と名前が異なると患者さんは混乱します．門前薬局を使用する患者さんだけであれば，ジェネリック薬品を使っているか把握できますが，異なる薬局であればわかりません．以前は，「このようなパッケージで，このような形の薬」といった説明ができましたが，それもできない場合があります．服薬アドヒアランスが低下してきた患者さんには，薬を持ってきていただいて「この薬」と指さしながら説明することも重要です．

　患者さんが服薬しているかのようにごまかしてしまう場合もあります．残薬確認をしても，正しいことを言ってくれているかどうかもわかりません．経験上，一番いい聞き方は，「お薬を全部持ってきてください．**余っていたら，もったいないので数を調節します**」という問いかけでした．「もったいないから」と言われると，患者さんはきちんと持ってきてくれる人が多いです．問題なのは，認知症など，ご自身で管理できない患者さんたちです．家族やケアマネージャーなどと相談し，患者さん個々での対応が求められます．

　そして，もう1つ重要なことは，**降圧目標値まで血圧を下げること**です．なかなか血圧が下がらないと，患者さんの治療への期待やモチベーションが低下します（図❺）[67]．医師がこれくらいでよいと思う血圧値と，患者さんやその家族がこれくらいでよいと思う血圧値が乖離

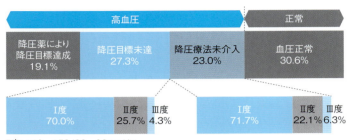

図⑤ 高齢者（70歳以上）の血圧管理状況
日本人において69.4%の患者が高血圧で，そのなかで27.3%の患者が治療を受けているにもかかわらず降圧目標値に達成していない．降圧目標値に達成していない患者の70%はⅠ度高血圧（140〜159/90〜99 mmHg）である．
（平成20年国民健康栄養調査, 2008[67] より作成）

する場合がよくあります．患者さんたちが，医師が想定している血圧値より低い値を希望しているとき，患者さんたちは薬が効かないと思ってしまい，来院をやめるかもしれません．いったん，その状態になると，再度治療を始めるときの服薬アドヒアランスに大きな障害となりえます．

　患者さんの血圧に合わせて，降圧薬の調整を患者さんに任せる医師もいますが，**患者さんが自由に降圧薬を調整し始めると，服薬アドヒアランスは低下し，自己判断による休薬に陥ることが懸念されます．**
夏場に多いですが血圧が低下してきた時，必要に応じて降圧薬を調整しましょう．ここが難しいところですが，高齢者においては服薬の変更が激しいと，今度はどの薬かわからなくなるので，服薬アドヒアランスは低下します．そのような場合，飲み方や錠数を変更せず，薬を弱めることがよいでしょう．たとえば，同じ薬で mg 数を調整するとか，配合剤の強さを弱める（HD から LD）あるいは ARB 単剤にするなどがよいでしょう．

最後に医師が陥りがちなのが，服薬指導をする他のヘルスケア・システムにかかわる人とのコミュニケーション不足です．そのなかでも，**薬剤師とのコミュニケーションの不足**が指摘されています．薬剤師の服薬指導がうまくいかない大きな理由に，**医師とのコミュニケーション不足**があげられています．薬剤師が医師の処方意図を理解できておらず，薬剤師の説明が医師の説明と食い違うと，患者さんは混乱し，服薬アドヒアランスは低下します．

II．看護師

　看護師の役割も重要です．患者さんは，医師に言いにくいことも，看護師には話してくれる場合があります．医師からだけではなく，看護師からも，高血圧治療の意義，すなわち血圧の数値を下げるだけではなく，血圧が高いことによって起こる心血管事故を回避するということを意識づけることが重要です．そのためには，病気と薬の意味を，患者さんにやさしく話せるある程度の知識と技術が必要になります．また，普段担当医師があまりしない処方をしているときに，なぜこの薬の飲み方をしているのか，担当医師に確認することも重要です．たとえば，早朝家庭血圧を改善させたいがために，医師が夜間の薬を増やす場合もあります．

　このように，服薬アドヒアランス改善のための看護師の役割は，患者さんとのコミュニケーションを通じて，**患者さんの生活背景や高血圧に対する理解，降圧薬の効果と副作用に対する理解，服薬の必要性に対する捉え方を把握すること**が第一歩です．つぎに，服薬の用法・用量が適切かどうか確認します．そこで，服薬アドヒアランスを低下させる因子とその解決法は何かについて看護師の目線から把握し，評価し，指導法を考えます．指導法は医師や薬剤師と同じでなくてもよ

いと思います．ただし，向いている方向は必ず一致させる必要があります．そうでないと患者さんが混乱します．

　服薬指導をおこなう看護師に注意していただきたいのは，**無理強いをしない**ように心がけるということです．最近はありませんが，昔は入院中の患者さんの食後に口に流し込むように薬をいれるという乱暴な報告がありました．このような行為は，患者さんだけではなく，目撃した方々に潜在的な服薬の恐怖感を植え付けることになります．また，服薬の重要性を十分認識している看護師が，医師の指示通り服薬するよう強引に勧めると，これもまた潜在的に患者さんの服薬に対する嫌悪感および医師の処方に対する拒否反応を生じさせるかもしれません．服薬アドヒアランスは，看護師も薬剤カウントするだけで評価できるので，自発的に参加できます．どのようなアプローチがどのような患者さんに合っているか試してみるとよいでしょう．

　続いて，クリニックの外来看護師，病院の看護師，訪問看護師に分けてもう少し話を進めていきたいと思います．

1）クリニックの外来看護師

　クリニックにおいて，患者さんの服薬アドヒアランス向上のため外来看護師の役割は重要です．当クリニックでは，看護師が服薬アドヒアランスを評価してくれます．はじめのうちは，どの薬が余っているかという評価だけですが，吸入薬が余っているとか，昼の薬が余っているとか，大きな錠剤が余っているとか，何か気づくことがあると思います．それを，担当医師に報告して飲

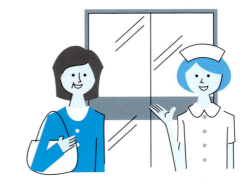

みやすいような剤形や投与方法に変えてもらうと，服薬アドヒアランスは向上します．また，看護師自身でも，どうすれば服薬アドヒアランスが改善できるか，患者さんに寄り添って考えてみるとよいでしょう．患者さんから，「ありがとう．上手に飲めるようになりました」という言葉を聞くのと同時に，血圧が安定して体調がよくなるのをみるのは，二重の喜びです．服薬アドヒアランスは，看護師を含めたチーム医療であるという認識が重要です．

　患者さんの日常生活をおこなう上での視力がどうか，医師の話をどれだけ聞いてきちんと理解しているか評価して，医師に報告することにより，よりよい降圧療法が患者さんに提供できます．患者さんの経済状態，一人住まいか，同居でも離れではないか，朝昼夕は誰と食事をするか，飲み込みにくいようなことはないか，口が乾いていないかなど，さまざまな情報を得ることも重要です．クリニックの看護師は，患者さんとの距離が近いので，一番そうした情報を得やすく，そうした情報を得ることが実は服薬アドヒアランスを改善する最も重要な方法です．

2) 病院の看護師

　病棟勤務の看護師は，さらに患者さんの服薬の傾向を把握することができます．入院中に得られる患者さんの情報は，服薬アドヒアランス改善の大きな鍵になります．また，入院中の服薬に関する問題点を見抜くことも重要です．「手が不自由で薬をシートから出しにくそう」，「言わないと服薬してくれない」，「安定剤をすごく欲しがる」など，細かい情報が後々役に立ちますので，アンテナを常に張っておいてください．重要なのは，入院中に服薬をきちんとしてくれるかより，退院された後に服薬が正しく継続できるかどうかです．患者さんにとっては，入院は非日常ですので，日常に戻った時にどうなるかという想像力も重要です．「お家できちんとできそうですか？」という問

いかけは必ずしてください．一番時間のある入院中の言葉を患者さんはよく聞きます．ただし，入院中の言葉は忘れやすいので，**どのようにリマインドするか**ということも重要な課題です．さらに，入院中に確認していただきたいのは，薬剤師の意図と，医師の意図とが患者さんにきちんと伝わっているか評価することです．早く退院したいから服薬しているのではなく，再入院しないために服薬するというイメージを持っていただくことが，降圧薬には必要です．

3）訪問看護師

　本来，薬の管理は訪問看護師ではなく薬剤師がおこなうことではあります．しかし，訪問薬剤師制度が導入されているとはいえ人数やシステムがまだ十分ではないので，実情では訪問看護師の仕事としての服薬管理も求められます．服薬管理には，利用者に対しておこなう服薬指導も当然含まれます．服薬指導をしたうえで服薬管理をおこなうというイメージが重要です．調剤薬局で薬剤師から服薬指導はおこなわれますが，家に帰ると忘れてしまうケースが高齢者においてはとくに多いようです．**飲み忘れも怖いのですが，飲み過ぎてしまう場合もあります．**この薬は余っているけれど，この薬は足らなくなったという話はよくあることです．また，降圧利尿薬を便秘薬のようにむくんだときだけ自己判断で飲むというように自分で調整する方もいます．それが，医師の指示通りであれば仕方ないのですが，患者さん自身の判断であれば危険です．訪問看護師がどの薬をいつ，どのように飲むかをきちんと整理し，患者さんが服薬しやすいようにすることも重要です．

　訪問看護師が薬剤師ほどの薬に対する知識を持つ必要はありません．**必要な時は薬剤師に相談できるつながりだけ構築**しておくとよいでしょう．薬について説明する必要はないですが，高齢者になればなるほど，多くの薬を服用しています．患者さんの家族でも，今利用者

がどういった薬を服用しているか，分からなくなってしまうこともあるのです．そういった時には，まず間違いなく訪問看護師に質問がきます．その時にあなたは薬の成分や効果などを説明できますか？　訪問看護師は実際に薬を出したわけではありませんし，薬の専門家ではないことは重々承知していますが，患者さんおよびそのご家族は

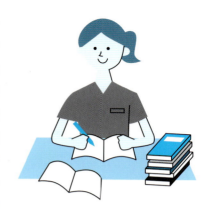

医療チームという一括りで考えがちです．ですから，**最も身近にいる医療従事者である訪問看護師が，服薬指導をして服薬管理をする必要**があります．

　こういったことから，訪問看護師のおもな仕事の1つに，**服薬管理**が入ってきます．本格的な服薬指導というよりは，服薬指導された内容をリマインドするという役割を担ってくれると医師は助かります．服薬するモチベーションを維持しつつ，間違いなく簡単に服薬できるように，分かりやすく管理することが服薬アドヒアランスの向上につながります．訪問看護を利用している方は，多くの薬を服用しているケースも多いため，看護師もしっかりと薬のことを確認しておかないと，間違える危険性もあります．訪問看護師が薬の勉強をしていかないといけない理由が，こういったところにあるのです．

Ⅲ．薬剤師

　患者さんの服薬指導・服薬管理の中心となるのが，薬剤師です．一般名処方が増加してきてから，外来での患者さんとの意思疎通に疑問が生じるケースが増えてきました．当クリニックの場合，遠方からの

患者さんも多いので，必ずしも門前薬局を利用するわけではありません．最近，違和感を覚えるのが，「私が薬の説明をしていてもポカンとした患者さんが増えたな」ということです．その理由は，私が先発品の名前や一般名に変えてお話していても，処方されているジェネリック医薬品と名前が一致しないので，どの薬を指しているかわからないことにあるようでした．医師も，ジェネリック医薬品がどのような形をしているとか，シートがどのような形をしているとか把握しきれていないケースが多いです．薬剤師の説明で，患者さんがうなづいていても，医師の言われた薬と違うと後で気づいて，医師や薬剤師に不信感を抱いたり，実際は理解しているかどうか不明な時があります．一般名処方でジェネリック薬品を調剤している責任からも，患者さんには調剤した薬の作用をしっかりと理解していただく必要があります．

患者さんの服薬アドヒアランスが悪いとき，薬剤師がまず考えなければいけない因子が5つあります．**1）残薬や併用薬が多くなりすぎて整理がつかなかったため飲めない．2）何の薬か理解していないため飲まない，3）副作用が怖くて飲まない，4）とくに体調が悪くないため飲まない（自己調整），5）錠剤，カプセル，粉薬が飲めない．**

1）残薬整理

残薬整理をする対象は高齢者が多いです．いくつもの科を掛けもちして，多剤併用している，いわゆる服薬アドヒアランスが低下する素因のある患者さんが多いです．まず，**どの薬が飲まれていないか，どの時間帯の薬が飲まれていないか，どの剤形の薬が飲まれていないか，**をチェックします．つぎに，服薬数を減らすために，重複を確認してください．健胃薬が何種類も処方されているケースもみられます．内科と整形外科に通院中の患者さんで，整形外科でポンと1剤だけ降圧薬が処方されている患者さんによく遭遇します．また，内科か

ら整形外科領域の痛みに対する**消炎鎮痛薬（NSAIDs）**を出されている場合もよくあります．できるだけ，1つの病名に対する薬剤を専門家が集約することで服薬アドヒアランスは改善します．その提言を薬剤師におこなっていただきたいのです．実際に集約するかどうかは，医師の裁量になりますが，開業医は

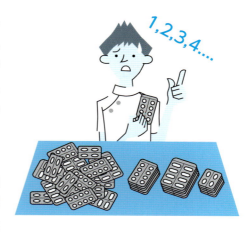

専門以外の分野は，本当は専門家に診ていただきたいと思っている医師が多いと思います．

　併用禁忌の薬剤が使用されていないか，ということのチェックはされていると思いますが，降圧薬に関しては余分なNSAIDsを飲み過ぎていないかチェックしてください．NSAIDsはプロスタグランジンによる血管拡張作用を阻害するので，血圧が上昇しやすく，腎機能を障害することにより昇圧作用があるだけではなく，降圧薬，とくにARBやACE阻害薬の効果を減弱します．担当医が，関節リウマチの炎症を抑えるために処方しているのであれば仕方ないですが，単に漫然とした痛み止めとして処方されていて，しかもまったく効いていない場合は減量する，あるいは中止するのが望ましいと思います．ずばり，その旨を担当医に明言することがためらわれる場合は，NSAIDsが効いていない，降圧効果を阻害している可能性がある旨を，やんわりと担当医に報告してください．NSAIDsを制限することで，降圧薬の効果も増強されるだけではなく，薬の数が減るため，服薬アドヒアランスが改善する可能性もあり，ダブルの効果が期待されます．

　薬が個々に出されているとき，それぞれの**薬剤の吸湿性**など，**分包**

化できる薬剤かどうか確認して，錠数が多いための単なる飲み忘れの多い患者さんにおいては，**医師に分包化を勧めてください．**いくつかの病院や診療所から処方されている患者さんに対しても，疑義照会をおこない，分包化することで，服薬アドヒアランスは向上します．ただし，患者さんによっては，バラバラで持っている方が好きな方もいるので，患者さんに分包の有用性を説明することも重要です．一方，バラバラでも薬剤の錠数が揃う患者さんには，無理に分包を勧める必要は，現段階ではありません．患者さんの意向を尊重しながら，服薬順守率を考慮して，勧めてください．

　分包化をしていない患者さんにおいても，分包化されている患者さんにおいても，患者さんの性格に合った薬の管理法を，話しながら一緒に見つけてあげてください．私の患者さんから，横に1週間，縦に朝昼夕が目盛され，間仕切りで仕切られているケースを見せていただいたことがあります．家族が1週間に1度薬剤をセットすることを聞き，「これだと飲み忘れがないな」と思っていました．しかし，同じ曜日の朝昼夕を取り違えて服薬してしまい，夕方の薬を朝飲まれて昼間過降圧でフラフラで寝たきり，早朝高血圧という状態になってしまっていたのです．間違わないように，朝の1週間分は新聞を読む机のところ，夕は夕食を食べるテーブルの上と場所を変えておくことにより，服薬アドヒアランスが改善し，血圧コントロールは良好になりました．

2）何の薬か理解していないため飲まない

　患者さんの中には，外来で何度処方内容を説明してもわからない方や，わかっているような雰囲気を醸し出し，医師もわかってくれていると誤認している方，すなわち薬効を理解できていない方が少なからずいます．また，残念ながら，薬効をきちんと説明しない医師もいます．患者さんにどのような薬効があるかを説明することで，**副作用の不安を取り除く**こともできます．相乗効果で，服薬アドヒアランスは

改善するでしょう．薬効を理解できるまで，繰り返すことは重要ですが，必ず患者さん目線で説明してください．薬剤師が難しいことを言ってもわからないと言われる患者さんもいます．決して，薬剤師は難しいことを言っているつもりではないのですが，患者さんが難しいと感じてしまうこともあります．

3）副作用が怖くて飲まない

　副作用を怖がる患者さんは多いです．効果や安全性の不確かな健康食品は平気で飲むのに，より安全な降圧薬は不安がります．**患者さんが思う副作用は，実は薬効であったりするわけです．**たとえば降圧利尿薬で，尿量が増えるのは当たり前です．薬効をしっかりと説明することで，副作用に対する誤解も減りますし，多少のふらつきのような副作用も耐えることができます．**一度，副作用を経験した患者さんは，服薬に対する恐怖心が強い**です．恐怖心を取り除く対応策を話し合い，納得できるようにする必要があります．最近は，添付する薬剤情報紙にもさまざまな副作用が書いてあり，またネット上も副作用情報が氾濫しており，患者さんはとくに過敏になっています．高血圧による症状も，「めまいとかふらつきとか，私の症状が全部この薬の副作用にあてはまるので，薬をやめました」と言われ，血圧が上昇したまま来る患者さんがいて，よく話を聞くと，服薬前からの症状で，きちんと説明してその薬を飲んでいただいたら，症状が消失した例もあります．薬に対する患者さんにとって都合のよい情報ではなく，正しい情報を提供することが，今の情報時代には必要です．

4）とくに体調が悪くないため飲まない（自己調整）

　高血圧患者さんの多くは，基本的には薬は，副作用の面からも経済的な面からも飲みたくないと考えていると思ってください．そう考えると，患者さんは「血圧が下がればもう飲まなくてよい」と思いがち

です．基本的には，高血圧にはメモリー機能が作用しないので，1年くらいは安定してもまた上がってくる場合が大半です．ただし，いままで不摂生であまりにも食事運動療法をされていない患者さんが，生活習慣を改善することで，血圧が低下し，服薬が必要なくなることもあります．降圧薬は血圧を下げる薬というより，圧ナトリウム曲線から血圧をコントロールするのに一番重要な塩分・水分を高い血圧にしないと体外に出せない状態を，低い血圧でも出せるようにリセットする薬と理解してください．薬をやめると悪い状態に戻りますので，必然的に塩分摂取時に血圧は上昇します．塩分の多い外食後に血圧が上がりやすい方や，尿量がすごく増える方は，降圧薬を自己判断で中止すると血圧は上昇しやすいです．基本的な高血圧についての基礎知識や薬がそれをどのように変化させるかということを繰り返し説明し，服薬意義を理解してもらうことが重要です．血圧が下がってきた時も，生活習慣改善で患者さんの血圧が実際に下がったのか，降圧薬の影響で低下しているのかわかりません．自己判断で休薬をするのではなく，医師と相談して減薬していくという方向に導いていただけると医師として助かります．

5）錠剤，カプセル，または粉末が飲めない場合

　嚥下能力の問題だけではなく，錠剤がダメ，カプセルがダメ，大きい錠剤がダメ，粉末がダメなどある剤形の薬剤が飲めない患者さんは，少なからずいます．**口腔内崩壊（OD）錠を利用したり，錠剤粉砕をしたり，とろみをつけたり，服薬補助ゼリーを利用したり工夫が必要です．**OD錠は溶けやすく服用しやすい反面，甘さが嫌で飲みたくないと言われる患者さんもいます．患者さんに事前にどのような剤形が飲みやすいか聞いておくとよいでしょう．

　続いて，外来調剤薬局と訪問薬剤師に分けてお話を進めます．

A）外来調剤薬局

外来調剤薬局を利用される患者さんがほとんどだと思います．ここで，どれだけ患者さんに薬のことを知っていただくかが重要です．医師が1人あたり短い外来診療で，どれだけ薬剤について説明できるか考えていただくと，薬剤師の仕事の重要さが理解できるでしょう．外来で，降圧薬に関してどのような説明を私がしているか，Ca拮抗薬を例にご紹介しましょう．

> この1ヵ月お食事と運動で頑張っていただきましたが，血圧の下がりが十分ではありません．血圧の数値を下げるという意味ではなく，血圧が高いことによっておこる脳卒中や心臓発作を予防するためにお薬をお出しします．このお薬は1日1回朝食後に服用してください．血圧を測っていただいて，朝ご飯を食べて，お薬を飲むという順番です．このお薬は手足の血管を拡げることによって，心臓が血液を出すときの抵抗を落として心臓から楽に血液が出せるようになり，血圧が下がるお薬です．だいたい上の血圧が10～15 mmHgくらい下がると思います．それ以上下がっても，ふらつかなければ心配ありません．ふらついたり，下がりすぎて怖かったらお越しください．
>
> 今まで，高いところに設定されているあなたの血圧を低いところに再設定するので，始めの数日は立ちくらみがするかもしれません．ベッドから起きる時や，長いこと座っていて立つ時，とくに食事の後や，トイレの後，お風呂では気を付けてください．また，血管が拡がるので少し顔が赤らむときがあるかもしれません．歯周炎があると，歯茎が腫れることがあるかもしれません．足が少し腫れるかもしれません．気になったらいらしてください．

おそらく一般的な内科診療ではこれくらいだと思います．服薬アドヒアランスについては，説明がなされていません．どのように，**服薬アドヒアランスを改善する方法を組み入れるか**は，個々の患者さんで

の検討が必要です．また，患者さんは，朝飲み忘れたときどうすればよいかを心配されます．大抵の患者さんは「飲まない」ことを選択します．朝，飲み忘れたら昼でもよいのか，夜でないといけないのか，主治医と相談して一般的な主治医の考え方，個々の事案に対する考え方を統一しておくと，患者さんの混乱を回避することができるでしょう．患者さんは，医師や薬剤師の話した端的な言葉を自分の都合のよいように理解する特徴があります．誤解を生じさせないような表現や態度，話し方も重要です．

　また，**残薬のカウント**をするようにしてください．そして，飲み忘れの錠数だけではなく，**どの薬が飲み忘れが多いか，朝と夜のどちらの服薬状況が悪いか，どの剤形が飲み忘れが多いか**など，さまざまな情報が得られると思います．その情報をもとに服薬指導していただくとよいでしょう．また，同時にかかりつけ医にその情報をフィードバックしてください．

B）訪問薬剤師（在宅服薬支援マニュアル）

　訪問薬剤師が在宅服薬支援をするうえで，注意しなければいけない点が2つあります．

　1つ目に，何がゴールなのかということを頭に入れておく必要があります．在宅医療のゴールは，患者さんの生命予後改善も重要ですが，それよりも**患者さんのADL（日常生活動作），QOL（生活の質），生活機能の維持や向上，身体活動性の維持や向上が重要です．**

　最近，**フレイル**という言葉をよく耳にします．日本老年医学会が提唱しているフレイルとは，高齢者が要介護状態に陥る過程では意図しない衰弱，筋力の低下，活動性の低下，認知機能の低下，精神活動の低下など健康障害を起こしやすい脆弱な状態（中段階的な状態）を経ることが多いのですが，これらの状態を指します．一般的に高齢者の虚弱状態は加齢に伴って不可逆的に老い衰えた状態と理解されること

が多いですが，このフレイルの概念には，**しかるべき介入により再び健常な状態に戻るという可逆性**が含まれています．フレイルに陥った高齢者を早期に発見し，適切に介入をすることにより，生活機能の維持・向上を図ることが期待されていることから「要介護状態に陥るのを防ぐ効果がある」と対策を呼びかけています．いかに，要介護状態に至るのを防ぐことができるかという難題を，薬剤師も共有していく覚悟が必要です．

2つ目は，**在宅医療にかかわる多職種との連携を意識する**ということです．医師だけではなく，必要に応じてケアマネージャー，訪問看護師，ヘルパーなどとも連携し，在宅医療に取り組むことが必要です．薬剤師の不満として，医師とのコミュニケーション不足が指摘されます．医師が多忙な場合，あまり時間をとってくれない場合もあります．重要なことは，諦めず報告することです．簡単なメモでもよいので残されると医師は必ず目を通し，処方変更のようなアクションとして出ると思います．

具体的に，どう患者さんにアプローチすればよいか考えていきましょう．主治医は，降圧薬がきちんと服用されているかについては気を配りますが，薬が家でどのような状態で置かれているかには気を使えない場合が多いです．薬剤師が管理方法を含めて確認し，薬が余っている場合は，患者さんから，あるいは薬剤師がかかりつけ医に連絡し，いったん処方をストップしてもらい，服薬アドヒアランスについて検討してもらうことが求められます．

また，自分で薬の管理ができない患者さんに対しては，服用を助ける工夫が必要です．薬局で服用ごとの薬を分包化するのはもちろん，視力のあまりよくない患者さんには，マジックなどで色分けすると間違えることが少なくなります．Weeklyの薬箱や薬カレンダーにセットすれば，患者さんはもちろん，家族やヘルパーにも服薬状況がわかりやすくなります．しかし，患者さんが視力障害や認知症の場合には，誤って

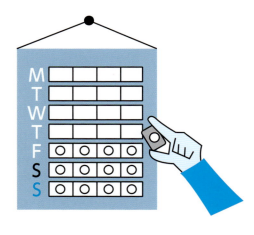

服薬するケースもあります．その場合は，家族やヘルパーの目の前で飲んでもらうようにセットできる服薬計画を主治医に提案するとよいでしょう．重要なことは，多くの人がかかわる在宅医療の現場では，誰にでもわかりやすいように薬を管理する方法を見つけることです．家族の薬に対する理解も重要となります．在宅医療は，患者さんだけをみているとうまくいきません．可能な限り，家族やケアマネージャー，そして担当医と連絡をとりあい，一般的にベストではなくても，目の前の患者さんにとってベストな医療が望まれます．

IV．受付スタッフ

クリニックでは，受付スタッフの役割も重要です．お会計の時に，薬が飲みにくいとか，飲み忘れるとか，あるいは独居になったとか，いろいろな情報を話される患者さんがいます．普段から，受付スタッフに新しい情報があれば，医師の方に報告するようなシステムを作るとよいでしょう．システムといってもかしこまらず，メモ程度でよいと思います．当クリニックでは受付スタッフから，ある患者さんがコインを出すのに手間がすごくかかるという報告を受けてから，分包に切り替えたところ，服薬アドヒアランスが著しく改善し血圧が安定しました．よく聞くと，薬を落としてしまい，そのまま飲まないことがあったようでした．このように，受付スタッフもチームのメンバーとして取り込むことも重要です．

V. 他職種との連携

服薬アドヒアランスを改善するうえで，避けて通れないのがヘルスケア・システムに携わる他職種との連携です．これが，実は一番難しいかもしれません．病院の場合は，みなさん院内にいますので，集まろうと思えば可能ですが，それぞれの担当の医療従事者が多いので，個々の服薬アドヒアランスのために全員揃うのは，実践的に困難です．クリニックでは，医師と看護師のコミュニケーションはとりやすいのですが，基本院外薬局ですので，薬剤師やケアマネージャーとのコミュニケーションが難しいと思います．

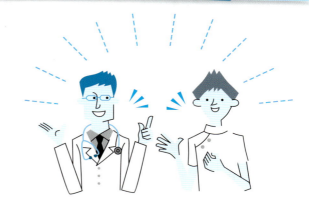

解決策としては，各職種の人が個々でやれることを前提として，**メモを使うこと**が有効でしょう．ケアマネージャーとは定期的に書面で介護計画のやり取りをしていますが，医師と薬剤師との間でも，服薬アドヒアランス改善を目的とした伝達メモを使うとよいでしょう．本当に簡単なメモ書きでいいと思います．できることから改善していきましょう．雇用者と被雇用者という括りは別として，職種的に医師，薬剤師，看護師，ケアマネージャーなどヘルスケア・システムに携わる人たちは，誰が上，下，といった上下関係はありません．単に職種が違うので，どの職種の人も節度を保ちながら遠慮せず提言しあえばいいと思います．目的は，高血圧患者さんが心血管事故をおこさず，安全に暮らすことですから．

4. 服薬指導における各スタッフの役割

Column5

服薬アドヒアランス向上に成功したエピソード
服薬の必要性を理解していない患者さん

　65歳の男性で，高血圧，高尿酸血症，陳旧性心筋梗塞にて他院で加療中でしたが，低用量アスピリン潰瘍から鉄欠乏性貧血，急性心不全を生じ入院加療を受けていました．退院6ヵ月後，症状が安定していたため，慢性期治療目的で当院に転院となりました．会社の役員をされていた，身なりはきちんとした患者さんでした．早朝家庭血圧は退院後3ヵ月は測定していましたが，最近は測定していないということでした．外来血圧は140/90 mmHgと少し高めでしたので，早朝家庭血圧の測定と残薬を持ってきていただくようにお願いしました．平均早朝家庭血圧は140/90 mmHgと高値で，残薬は写真のような感じでした．薬剤をヒートの上から順番に出すのではなく，バラバラに取り出されていました．そのため，服薬アドヒアランスは低下していました．
　問題点は下記のようです．

①性格上（？）の問題で，薬をヒートの上から順番に取り出すことができない．
②ヒートの抜けがバラバラなため，飲んだかどうか本人がわからない．
③退院時に「よくなったから退院していい」と言われた時に，完治して服薬は基本的に要らない，念のために服薬していると思っていた．

　服薬の必要性を丁寧に説明し，薬のヒートの上から順番に出すように説明しましたが，1ヵ月後でもうまくいかないようでしたので，分包に切り替えました．以後服薬アドヒアランスは改善し，平均早朝家庭血圧も132/85 mmHgまで低下しました．運動・食事療法を強化し，経過観察し，不十分であれば，ARBとCa拮抗薬への変更を検討する予定です．

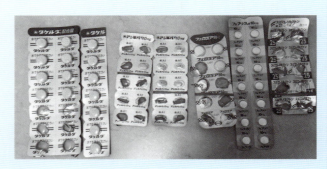

患者さんに応じた多様なアプローチを考える

「活物窮理」

― 華岡青洲

5 患者さんに応じた多様なアプローチを考える

本章では，具体的な問題点を簡単にまとめていきたいと思います．

I．難治性高血圧の患者さん

　難治性高血圧の患者さんが，まず最初に服薬アドヒアランスについて考えなければいけない対象です．前述したように，難治性高血圧の患者さんにおいて，統計により異なりますが，**20〜40%は服薬アドヒアランスが関係**します[12) 13)]．私たちの研究では，服薬順守率が93%の患者さんが98%になるだけで，1ヵ月の平均血圧は5mmHg有意に低下します[51)]．2mmHg収縮期血圧が有意に低下すると，日本人における心血管事故の発生が21,055人低下すると言われています（図32，p.60参照）．服薬順守率が80%くらいの患者さんであれば，服薬アドヒアランスを改善するだけで，なおさら降圧効果の向上が予想されます．

　難治性高血圧の患者さんでは，もともとの血圧が高い方が多いので，収縮期血圧が150mmHg台になると，「これくらいでいいんじゃないか」と思ってしまったり，夜間の収縮期血圧が120mmHg台になると「下がり過ぎているんじゃないか」と思う方がいます．繰り返しに

なりますが，血圧という数値を下げるのが目標ではなく，血圧が高いことによって起こる心血管事故を予防するという強い意志を医療従事者が示すことが重要です．

降圧目標値に達するためには，複数の降圧薬が必要であると予測されます．米国高血圧学会では，高齢者において収縮期血圧が160 mmHg以上なら，ACE阻害薬，ARB，Ca拮抗薬，降圧利尿薬のうち2剤が必要で，配合剤を推奨しています．服薬剤数を減らせば，服薬アドヒアランスは改善します．その意味でもうまく配合剤を使用するとよいでしょう．

II．多剤併用の患者さん

心筋梗塞後の患者さんなど，あるいはいくつかの科をまたいで受診している患者さんの服薬管理は，薬剤数が多いので大変です．配合剤を使ったり，不必要な健胃薬などの薬を減らしたりして，1剤でも減らす努力が必要です．服薬アドヒアランスが低下している患者さんにおいては，薬効的に服薬に最も適した時間より，飲み忘れのない時間に薬を集中することを優先する方がよい場合もあります．いくつかの科の処方をまとめて**分包化**するとさらに服薬アドヒアランスは改善します．

III．認知症の患者さん

認知症の患者さんにおいては，程度によりますが，服薬アドヒアランスは極端に低下します．家族や周りのサポートが必須になります．医師は，必要最小限の錠数に減らすことが求められます．また，飲み

やすい剤形を選ばないと，誤嚥につながる恐れもあります．**服薬を家族やヘルパーの見ている前でおこなうように服薬計画**を立てます．それが難しい場合は，1日1度の服薬にして，毎日飲むように，1日1日セットするのがよいでしょう．それが困難な場合は1週間分セットすることになりますが，必ず飲み忘れや飲み過ぎがないかチェックしてください．本来，朝の方が都合のよい降圧利尿薬でも，おむつをしているのであれば，服薬アドヒアランスを考えて必要なら夜でもかまいません．いかに，毎日服薬をモニターするかということを優先して考えてください．

Ⅳ．一人暮らしの高齢患者さん

　一人暮らしの高齢患者さんは，社会的フレイルになりやすく，サポートが必要です．介護サービスを利用している患者さんは，ケアマネージャーを中心にサポート体制を構築できますが，普通に通院されている患者さんの服薬管理は，どのようになっているのか把握できないので難しいです．介入もしにくい状態になります．クリニックであれば，看護師が患者さんの現状を雑談がてら確認し，看護師から指導するとうまくいくケースが多いです．時間がある場合は，医師も介入していく，そして薬剤師も介入する．つまり話をする機会を増やすということが重要だと思います．一人ではないという認識を持っていただくと，治療介入がしやすいと思います．

Ⅴ．働き盛りの若年患者さん

　若年患者さんは，実は高齢者より服薬アドヒアランスが悪いと言われています．心血管事故に対する危機感が実感としてない，基本的に薬を飲みたくない，通院が面倒であるなどの理由で，通院間隔が延びていき，服薬アドヒアランスは低下します．服薬アドヒアランスが悪い患者さんの通院間隔をあけると，「高血圧は軽い病気なんだ」と勘違いされます．また，通院間隔を短くすると，薬がいったん切れるとそのまま通院しなくなるといったことが考えられます．血圧が安定していたら減薬なども考慮し，**服薬をきちんとしていることで薬が減る可能性があることをリマインド**しながらフォローするといいと思います．若い患者さんには，服薬アドヒアランスの改善を通して，**行動変容を起こしてもらい，薬なしでコントロールできる**，あるいは少量の薬でコントロールできるようにするため，服薬アドヒアランスの指導がことさら重要です．

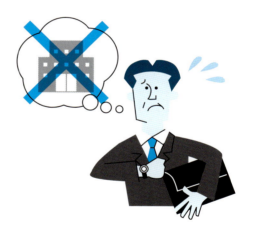

おわりに

　医療従事者は，自分の目の前にいる高血圧患者さんができるだけ長く健康でいて欲しいと思うものです．それをお手伝いする方法が服薬アドヒアランスの改善です．服薬アドヒアランスは，患者さんと医療従事者が一体となり，患者さんの自主性を引き出し，行動変容をもたらすまでを目標とします．服薬アドヒアランスが改善することは，単に薬を飲んでいただくことだけを意味するのではありません．節度の保たれた生活を送っていただくための，1つの手段です．服薬アドヒアランスの改善を目指すことで，患者さんとヘルスケア・システムに従事する人，あるいはヘルスケア・システム内でよりよいコミュニケーションが生まれ，医療の質自体も向上していくのではないでしょうか．

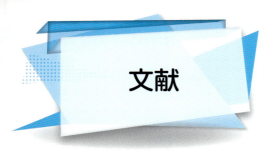

文献

1) 日本高血圧学会高血圧治療ガイドライン作成委員会 編：高血圧治療ガイドライン 2014（JSH2014）．ライフサイエンス出版，東京，2014
2) Law MR, Morris JK, Wald NJ：Use of blood pressure lowering drugs in the prevention of cardiovascular disease：meta-analysis of 147 randomised trials in the context of expectations from prospective epidemiological studies. *BMJ* **338**：b1665, 2009
3) Bejan-Angoulvant T, Saadatian-Elahi M, Wright JM et al：Treatment of hypertension in patients 80 years and older：the lower the better? A meta-analysis of randomized controlled trials. *J Hypertens* **28**：1366-1372, 2010
4) Asayama K, Ohkubo T, Yoshida S et al：Japan Arteriosclerosis Longitudinal Study（JALS）group. Stroke risk and antihypertensive drug treatment in the general population：the Japan arteriosclerosis longitudinal study. *J Hypertens* **27**：357-364, 2009
5) Calhoun DA, Jones D, Textor S et al：Resistant hypertension：diagnosis, evaluation, and treatment. A scientific statement from the American Heart Association Professional Education Committee of the Council for High Blood Pressure Research. *Hypertension* **51**：1403-1419, 2008
6) Laufs U, Rettig-Ewen V, Bohm M：Strategies to improve drug adherence. *Eur Heart J* **32**：264-268, 2011
7) Ho PM, Bryson CL, Rumsfeld JS：Medication adherence：its importance in cardiovascular outcomes. *Circulation* **119**：3028-3035, 2009
8) World Health Organization：Adherence to long-term therapies Evidence for action. 2003

9) Horne R, Weinman J, Barber N et al : Concordance, adherence and compliance in medicine taking. Report for the national co-ordinating centre for NHS service delivery and organization R & D (NCCSDO). 2005
10) Ruzicka M, Hiremath S : Can drug work in patients who do not take them? The problem of non-adherence in resistant hypertension. *Curr Hypertens Rep* **17** : 579, 2015
11) Brown MT, Bussell JK : Medication adherence : WHO Cares? *Mayo Clin Proc* **86** : 304-314, 2011
12) Conn VS, Ruppar TM, Chase JAD et al : Interventions to improve medication adherence in hypertensive patients : systematic review and meta-analysis. *Curr Hypertens Rep* **17** : 94, 2015
13) Flack JM, Novikov SV, Ferrario CM : Benefits of adherence to antihypertensive drug therapy. *Eur Heart J* **17** : 16-20, 1997
14) Sokol MC, McGuigan KA, Verbrugge RR et al : Impact of medication adherence on hospitalization risk and healthcare cost. *Med Care* **43** : 521-530, 2005
15) Lücher TF, Vetter H, Siegenthaler W et al : Compliance in hypertension : facts and concepts. *Hypertension* **3** : S3-S9, 1985
16) Morisky DE, Levine DM, Green LW et al : Five year blood pressure control and mortality following health education for hypertensive patients. *Am J Public Health* **73** : 153-162, 1963
17) Kim S, Shin DW, Yun JM et al : Medication adherence and the risk of cardiovascular mortality and hospitalization among patients with newly prescribed antihypertensive medications. *Hypertension* **67** : 506-512, 2016
18) Ahluwalia SC, Gross CP, Chaudhry SI et al : Change in comorbidity prevalence with advancing age among persons with heart failure. *J Gen Intern Med* **26** : 1145-1151, 2011
19) Chowdhury R, Khan H, Heydon E et al : Adherence to cardiovascular therapy : a meta-analysis of prevalence and clinical consequences.

Eur Heart J **34**：2940-2948, 2013
20) Granger BB, Swedberg K, Ekman I *et al*：Adherence to candesartan and placebo and outcomes in chronic heart failure in the CHARM programme：double-blind, randomised, controlled clinical trial. *Lancet* **366**：2005-2011, 2005
21) Gehi AK, Ali S, Na B *et al*：Self-reported medication adherence and cardiovascular events in patients with stable coronary heart disease：the heart and soul study. *Arch Intern Med* **167**：1798-1803, 2007
22) Dormuth CR, Patrick AR, Shrank WH *et al*：Statin adherence and risk of accidents：a cautionary tale. *Circulation* **119**：2051-2057, 2009
23) 日本薬剤師会：後期高齢者の服薬における問題と薬剤師の在宅患者訪問薬剤管理指導ならびに居宅療養管理指導の効果に関する調査研究報告書. 2008
24) Burkhart PV, Sabaté E：Adherence to long-term therapies：evidence for action. *J Nurs Scholarsh* **35**：207, 2003
25) Kolandaivelu K, Leiden BB, O'Gara PT *et al*：Non-adherence to cardiovascular medications. *Eur Heart J* **35**：3267-3276, 2014
26) Glader EL, Sjölande M, Eriksson M：Persistent use of secondary preventive drugs declines rapidly during the first 2 years after stroke. *Stroke* **41**：397-401, 2010
27) Benner JS, Chapman RH, Petrilla AA *et al*：Association between prescription burden and medication adherence in patients initiating antihypertensive and lipid-lowering therapy. *Am J Health Syst Pharm* **66**：1471-1477, 2009
28) Osterberg L, Blaschke T：Adherence to medication. *N Engl J Med* **353**：487-497, 2005
29) Krueger K, Botermann L, Schorr SO *et al*：Age-related medication adherence in patients with chronic heart failure：A systematic literature review. *Int J Cardiol* **184**：728-735, 2015
30) Levy D, Larson MG, Vasan RS *et al*：The progression from hypertension to congestive heart failure. *JAMA* **275**：1557-1562, 1996

31) Kostis JB, Davis BR, Cutler J et al : Prevention of heart failure by antihypertensive drug treatment in older persons with isolated systolic hypertension. SHEP Cooperative Research Group. *JAMA* **278** : 212-216, 1997

32) Pladevall M, Brotons C, Gabriel R et al : Writing Committee on behalf of the COM99 Study Group. Multicenter cluster-randomized trial of a multifactorial intervention to improve antihypertensive medication adherence and blood pressure control among patients at high cardiovascular risk (the COM99 study). *Circulation* **122** : 1183-1191, 2010

33) Johansson JK, Niiranen TJ, Puukka PJ et al : Prognostic value of the variability in home-measured blood pressure and heart rate : the Finn-Home Study. *Hypertension* **59** : 212-218, 2012

34) Kikuya M, Ohkubo T, Metoki H et al : Day-by-day variability of blood pressure and heart rate at home as a novel predictor of prognosis : the Ohasama study. *Hypertension* **52** : 1045-1050, 2008

35) Parati G, Ochoa JE, Lombardi C et al : Assessment and management of blood-pressure variability. *Nat Rev Cardiol* **10** : 143-155, 2013

36) Ghali JK, Kadakia S, Cooper R et al : Precipitating factors leading to decompensation of heart failure. Traits among urban blacks. *Arch Intern Med* **148** : 2013-2016, 1988

37) Morisky DE, Green LW, Levine DM : Concurrent and predictive validity of a self-reported measure of medication adherence. *Med Care* **24** : 67-74, 1986

38) Morisky DE, Ang A, Krousel-Wood M et al : Predictive validity of a medication adherence measure in an outpatient setting. *J Clin Hypertens* **10** : 348-354, 2008

39) 平塚祥子，熊野宏昭，片山潤ほか：服薬コンプライアンス尺度—服薬コンプライアンス尺度の作成—．薬学雑誌 **120**：224-229，2000

40) 上野治香，山崎喜比古，石川ひろの ほか：日本の慢性疾患患者を対象とした服薬アドヒアランス尺度の信頼性及び妥当性の検討．日本健康教育学会誌 **22**：13-29，2014

41) Muntner P, Yun H, Sharma P et al : Ability of low antihypertensive medication adherence to predict statin discontinuation and low statin adherence in patients initiating treatment after a coronary event. *Am J Cardiol* **114** : 826-831, 2014

42) Hall JE : Integration and regulation of cardiovascular function. *Am J Physiol* **277** : S174-S186, 1999

43) Ohkubo T, Asayama K, Kikuya M et al : How many times should blood pressure be measured at home for better prediction of stroke risk? Ten-year follow-up results from the Ohasama study. *J Hypertens* **22** : 1099-1104, 2004

44) Niiranen TJ, Hänninen MR, Johansson J et al : Home-measured blood pressure is a stronger predictor of cardiovascular risk than office blood pressure : the Finn-Home study. *Hypertension* **55** : 1346-1351, 2010

45) Aronow WS, Fleg JL, Pepine CJ et al : ACCF/AHA 2011 expert consensus document on hypertension in the elderly : a report of the American College of Cardiology Foundation Task Force on Clinical Expert Consensus documents developed in collaboration with the American Academy of Neurology, American Geriatrics Society, American Society for Preventive Cardiology, American Society of Hypertension, American Society of Nephrology, Association of Black Cardiologists, and European Society of Hypertension. *J Am Coll Cardiol* **57** : 2037-2114, 2011

46) 健康日本 21 計画策定検討報告書. 2000

47) Staessen JA, Wang JG, Thijs L : Cardiovascular protection and blood pressure reduction : a meta-analysis. *Lancet* **358** : 1305-1315, 2001

48) Wu JY, Leung WY, Chang S et al : Effectiveness of telephone counselling by a pharmacist in reducing mortality in patients receiving polypharmacy : randomised controlled trial. *BMJ* **333** : 522, 2006

49) Düsing R, Handrock R, Klebs S et al : Impact of supportive measures on drug adherence in patients with essential hypertension treated with

valsartan : the randomized, open-label, parallel group study VALIDATE. *J Hypertens* **27** : 894-901, 2009
50) Claxton AJ, Cramer J, Pierce C : A systematic review of the associations between dose regimens and medication compliance. *Clin Ther* **23** : 1296-1310, 2001
51) Kumagai N, Onishi K, Hoshino K *et al* : Improving drug adherence using fixed combinations caused beneficial treatment outcomes and decreased health-care costs in patients with hypertension. *Clin Exp Hypertens* **35** : 355-360, 2012
52) Chapman RH, Benner JS, Petrilla AA *et al* : Predictors of adherence with antihypertensive and lipid-lowering therapy. *Arch Intern Med* **165** : 1147-1152, 2005
53) Srivastava K, Arora A, Kataria A *et al* : Impact of reducing dosing frequency on adherence to oral therapies : a literature review and meta-analysis. *Patient Preference Adherence* **7** : 419-434, 2013
54) Bangalore S, Kamalakkannan G, Parkar S *et al* : Fixed-dose combinations improve medication compliance : a meta-analysis. *Am J Med* **120** : 713-719, 2007
55) Brenner BM, Cooper ME, de Zeeuw D *et al* : Effects of losartan on renal and cardiovascular outcomes in patients with type 2 diabetes and nephropathy. *N Engl J Med* **345** : 861-869, 2001
56) Hasebe N, Kikuchi K : Controlled-release nifedipine and candesartan low-dose combination therapy in patients with essential hypertension : the NICE Combi (Nifedipine and Candesartan Combination) Study. *J Hypertens* **23** : 445-453, 2005
57) Ogawa H, Kim-Mitsuyama S, Matsui K *et al* : Olmesartan and calcium antagonists randomized (OSCAR) Study Group. Angiotensin II receptor blocker-based therapy in Japanese elderly, high-risk, hypertensive patients. *Am J Med* **125** : 981-990, 2012
58) Drugs for the heart 3rd ed, eds by Opie LH, Philadelphia, WB Saunders, 1991, pp. 42-73

59) White WB, Viadero JJ, Lane TJ et al : Effects of combination therapy with captopril and nifedipine in severe or resistant hypertension. *Clin Pharmacol Ther* **39** : 43-48, 1986
60) Gustafsson D : Microvascular mechanisms involved in calcium antagonist edema formation. *J Cardiovasc Pharmacol* **10** (Suppl. 1) : S121-S131, 1987
61) Messerli FH, Oparil S, Feng Z : Comparison of efficacy and side effects of combination therapy of angiotensin-converting enzyme inhibitor (benazepril) with calcium antagonist (either nifedipine or amlodipine) versus high-dose calcium antagonist monotherapy for systemic hypertension. *Am J Cardiol* **86** : 1182-1187, 2000
62) Gradman AH, Acevedo C : Evolving strategies for the use of combination therapy in hypertension. *Curr Hypertens Rep* **4** : 343-349, 2002
63) Yusuf S, Islam S, Chow CK et al : Use of secondary prevention drugs for cardiovascular disease in the community in high-income, middle-income, and low-income countries (the PURE Study) : a prospective epidemiological survey. *Lancet* **378** : 1231-1243, 2011
64) Thom S, Poulter N, Field J et al : Effects of a fixed-dose combination strategy on adherence and risk factors in patients with or at high risk of CVD : the UMPIRE randomized clinical trial. *JAMA* **310** : 918-929, 2013
65) Castellano JM, Sanz G, Peñalvo JL et al : A polypill strategy to improve adherence. Results from the FOCUS project. *J Am Coll Cardiol* **64** : 2071-2082, 2014
66) Intersalt Cooperative Research Group : Intersalt : an international study of electrolyte excretion and blood pressure. Results for 24 hour urinary sodium and potassium excretion. *Lancet* **297** : 319-328, 1988
67) 厚生労働省：平成20年国民健康栄養調査報告．2008

高血圧治療に何か抜けていませんか？
探検する服薬アドヒアランス

2016年10月1日　第1版第1刷発行Ⓒ
定価2,500円（本体2,500円＋税）

著者●大西　勝也

発行者●鯨岡　哲

発行所　株式会社　先端医学社
〒103-0007　東京都中央区日本橋浜町2-17-8
浜町平和ビル
電　話　（03）3667-5656（代）
FAX　（03）3667-5657
振　替　00190-0-703930
http://www.sentan.com
E-mail:book@sentan.com
印刷・製本/三報社印刷株式会社

乱丁・落丁の場合はお取替いたします．　　　　Printed in Japan

・本書に掲載する著作物の複製権・翻訳権・上映権・譲渡権・公衆送信権
（送信可能化権も含む）は，株式会社先端医学社が保有します．
JCOPY＜㈳出版者著作権管理機構　委託出版物＞
本書の無断複写は著作権法上での例外を除き禁じられています．複写される
場合は，そのつど事前に，㈳出版者著作権管理機構（電話 03-3513-6969，
FAX 03-3513-6979，e-mail: info@jcopy.or.jp）の許諾を得てください．

ISBN978-4-86550-213-8　　C3047　　¥2500E